혈관 나이 되돌리는

1분 운동의 기적

하루 1분 이면 충분한 고혈압 탈출 솔루션

혈관 나이 되돌리는 1분 운동의 기적

와타나베 요시히코 외 지음 | 최려진 옮김

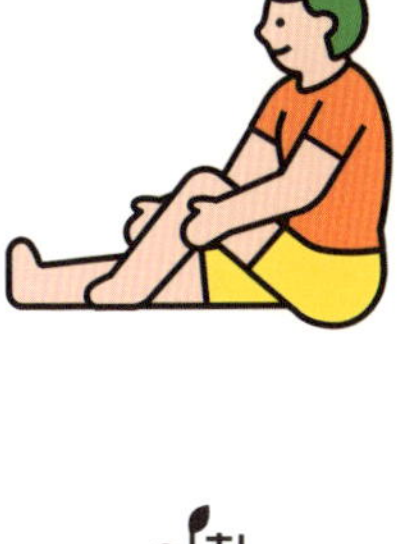

아침사과

머리말

고혈압 자가관리의 첫걸음: 1분 체조로 시작하는 건강한 혈압 유지법

건강검진에서는 신장, 체중, 시력, 청력과 함께 혈압도 측정하는데, 과연 혈압이란 무엇일까? 혈압은 '동맥 내부의 압력'을 말하는데, 심장에서 혈관으로 보내는 혈액의 양과 혈관의 저항력에 따라 수치가 달라진다.

몸 안쪽에서 일어나는 일이라 잘 와닿지 않을 수도 있지만, 힘차게 물이 흐르는 호스를 잡고 있다고 생각하면 이해하기 쉬울 것이다. 물의 흐름이 세찰 때는 호스에 압력이 가해져서 호스를 쥔 손에도 진동이 전해진다. 이런 일이 혈관에도 일어나는 것이다.

혈압에는 최고혈압(최대혈압)과 최저혈압(최소혈압)이라는 두 종류의 수치가 있다. 혈액을 내보낼 때 심장이 수축하며 혈관에 강한 압력이 가해지는데, 그 값이 최고혈압이며, '수축기 혈압'이라고도 한다. 한편 혈액을 내보낼 준비를 할 때는 심장이 확장되고 혈관에 가해지는 압력은 가장 낮아진다. 이것이 '확장기 혈압'이라고 하는 최저혈압이다.

일본고혈압학회의 가이드라인에서는 진료실에서 측정했을 때 최고혈압이 140mmHg 이상, 최저혈압이 90mmHg 이상인 경우 고혈압으로 판정한다. 이

때 최고혈압이나 최저혈압 중 어느 한쪽이 기준을 초과하면 고혈압으로 판정한다. 예를 들어 최고혈압이 135mmHg으로 기준을 초과하지 않았더라도 최저혈압이 95mmHg이면 고혈압이다.

본문에서 자세히 설명하겠지만, 혈압은 몸의 상태나 감정의 영향을 상당히 많이 받기 때문에 하루에도 여러 번 달라진다. 예를 들어 소변을 참거나 차가운 물로 손을 씻는 것만으로도 혈압은 상승한다. 반면, 기준보다 높은 수치가 나왔다가도 심호흡을 하고 안정을 취한 후 다시 재면 정상범위에 드는 경우도 드물지 않다. 하지만 측정을 몇 번씩 해봐도 기준을 넘는 경우에는 '고혈압'으로 진단하고 치료 대상으로 본다.

인간의 몸은 혈액을 통해 온몸으로 산소와 영양분을 운반한다. 혈압은 혈액의 통로인 혈관의 건강 상태를 알 수 있는 바로미터가 되기에 건강검진의 검사 항목에 포함되어 있다. 그러므로 혈압에 무언가 이상이 생겼을 때 절대 간과해서는 안 된다.

그러면 고혈압을 방치하면 어떻게 될까?

혈압의 변화에 대응할 수 있는 건강한 혈관은 고무호스처럼 말랑한데, 고혈압 상태가 계속되면 혈관이 강한 압력에 견디기 위해 딱딱해져 이른바 '동맥경화' 상태에 빠진다. 이렇게 딱딱해진 혈관은 약해져 있는 상태이기 때문에 혈압이 급상승하기라도 하면 충격을 견디지 못한 채 찢어지거나 막히는 일이 생긴다. 뇌나 심장에서 그런 문제가 생기면 목숨을 잃을 수도 있다. 그게 바로 뇌졸중과 심근경색이다.

그래서 고혈압을 '침묵의 살인자'라고 부른다. 미처 알아채지 못한 사이에 건강한 몸을 좀먹다 갑작스레 생명을 앗아갈 위험이 크기 때문이다. 그밖에도 고혈압으로 인해 일어날 수 있는 질환은 실명을 초래하기도 하는 망막증, 투석에 이르게 되는 신경화증이 있고, 치매나 대동맥류 같은 심각한 질병도 있다.

일반적으로 고혈압은 몇 가지 요인이 겹쳐져 일어나는 '본태성 고혈압'과 특정 질병이 원인이 되어 생기는 '2차성 고혈압'으로 나눌 수 있다.

일본인 고혈압 환자의 90퍼센트는 본태성 고혈압이다. 이것은 유전적인 요인을 포함한 체질뿐 아니라 염분이나 당분, 지방의 과도한 섭취, 비만, 지나친 음주나 흡연 등으로 인해 발병한다. 특히 일본인은 염분을 섭취하면 혈압이 올라가기 쉬운 '식염감수성' 체질이 많다. 그래서 염분을 줄인 식사를 하고, 체내에 남은 염분을 빨리 배출시키기 위한 운동을 하는 등 생활 습관 전반을 바로잡는다면 혈압을 정상 영역으로 유지할 수 있다. 특히 나이를 먹을수록 약해지는 근육을 유지하기 위해서도 운동은 중요하다.

그런데 혈압이 높아졌다고 해서 즉각적으로 일상생활에 지장이 생기는 것은 아니다 보니 건강이나 체력에 자신 있는 젊은 사람일수록 고혈압을 개선하기 위한 노력을 게을리하는 경향이 있다. 최근에는 식사가 서구화되고 걸을 기회도 줄어든 탓에 운동량이 부족해지면서 젊은 세대에서도 고혈압 환자가 늘고 있다. 검사를 받지 않는 사람까지 포함하면 일본에서는 약 4,300만 명 이상이 고혈압 환자로 추정되는데, 이는 25세 이상 인구 중 3분의 1에 해당되는 수치이다.

그렇지만 고혈압 환자가 고령자에 많은 것은 사실이다. 피부나 뼈와 마찬가지로 혈관도 노화하기 때문이다. 나이를 먹을수록 혈관의 유연성도 사라지고 모세혈관의 수도 줄어들어 전신으로 피를 순환시킬 때 남은 혈관에 부담이 커지다 보니 고혈압이 되기 쉬운 것이다. 그것을 뒷받침하듯 일본 후생노동성에서 실시한 국민생활 기초조사에서도 병원에 다니는 이유가 되는 질병에 대한 통계에서 남녀 모두 고혈압이 1위였다. 고혈압으로 인한 뇌졸중이나 심근경색이 무서운 것은 다행히 목숨은 구하더라도 간병이 필요한 후유증이 남을 수 있기 때문이다. 그러니 노후 생활의 질을 낮추지 않기 위해서라도 일찍부터 혈압을 조절하고 관리하는 습관을 들이는 것이 중요하다.

이 책에서는 30년 동안 매일 혈압을 측정하여 '미스터 혈압'이라고 불리는 나를 포함해 고혈압 치료의 최전선에서 활약하고 있는 6명의 의사가 고혈압을 개선하는 셀프케어 방법, 특히 운동법에 대해 소개한다.

고혈압은 수치에 따라 중증도를 3단계로 나누고 있다. 다음 표에 제시한 기준치는 2019년 일본고혈압학회가 개정한 《고혈압 치료 가이드라인 2019》에 기초한 것으로, 의료기관에서 측정한 경우의 수치(진료실혈압)이다.

혈압의 새 기준치(진료실혈압)

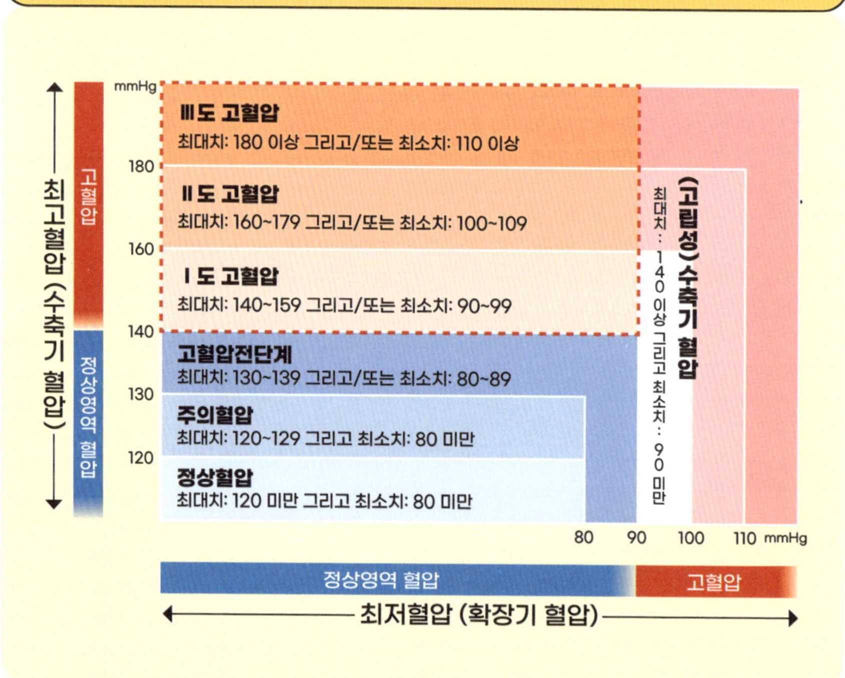

*출처: 일본고혈압학회, 《고혈압 치료 가이드라인 2019》

혈관의 유연성이 사라진 고령자는 최고혈압만 높아지는 '수축기 고혈압'인 경우가 많다.

그리고 의료기관에만 오면 긴장해서 혈압이 높아지는 사람이 많기 때문에, 편안하게 긴장을 풀 수 있는 집에서 측정한 경우에는 진료실혈압에서 5mmHg를 뺀 수치를 기준으로 삼는다.

높아진 혈압은 혈압약을 복용하면 낮출 수 있지만 약을 끊으면 금세 되돌아가고 만다. 그러니 이 책에서 소개하는 다양한 셀프케어를 시도해보고 자신의 체질이나 성격에 맞는 방법을 찾아내어 계속해보자. 그렇게 할 수 있다면 약에 의존하지 않고 혈압을 낮추어 유지하는 것이 꿈만은 아닐 것이다.

시작이 반이다. 우선 마음을 먹고 자신에게 맞는 방법을 찾아 자기 자신의 건강을 위해 알려준 방법대로 도전해보자!

전 도쿄여자대학교 히가시의료센터 교수
와타나베 요시히코

CONTENTS

차례

2 고혈압 체질을 바로잡고 유산소운동도 효과적으로 할 수 있게 되는 혈류 상승 체조 '2초 뒤꿈치 들기'

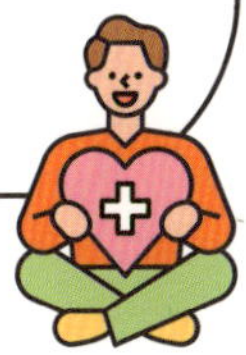

3 해가 갈수록 굳는 혈관을 유연하게 하는 '혈관 나이 되돌리기 1분 체조' 뇌졸중, 동맥경화 예방에 효과가 크다

4 최신 연구로 찾아낸 고혈압 대책의 구세주, NO를 늘리는 '혈관 확장 1분 체조'

5 고스트화한 모세혈관을 되살려 고혈압의 중대 원인 '말초혈관 저항'을 개선하는 'Dr. 네고로식 4·4·8 호흡'

6 스스로 혈압을 낮추는 생활법을 알려준다. 고혈압을 낮추는 24시간 생활법

7 혈압약은 언제 먹을까? 언제 중단할까? 순환기내과 명의가 대답한다, 혈압약에 대한 궁금증 10가지!

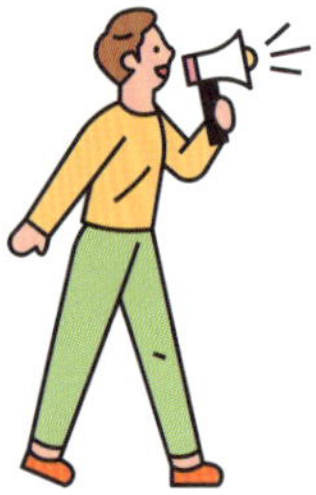

1

고혈압의 90퍼센트는 약 없이 개선할 수 있다. 혈류를 늘리는 급소 '장딴지 1분 자극'

감수

도쿄여자의과대학교, 전(前) 히가시의료센터 교수 **와타나베 요시히코**

참고문헌

《혈압의 상식 그 거짓과 진실, 스스로 혈압을 낮춘다! 최고의 혈압 강하 기술 50》, 와타나베 요시히코, 요센샤.

《혈압을 낮추는 최강의 방법! 30년 동안 24시간 자신의 혈압을 측정 중인 전문의이기에 알 수 있는 올바른 혈압 강하법》, 와타나베 요시히코, 아스콤.

고혈압을 방치하면 혈관 노화가 가속화되어 뇌졸중이나 심장병 발병 리스크가 5배!

인간이 생명을 유지하는 것은 심장이 수축과 팽창을 반복함으로써 혈관으로 혈액을 보내고, 온몸 구석구석 산소와 영양분을 공급해주기 때문이다. 혈액이 흐를 때 혈관에 가해지는 압력을 '혈압'이라 한다. 혈압을 측정할 때 '최고(최대)혈압'과 '최저(최소)혈압'이라는 두 종류의 수치가 나온다. 혈압은 혈액을 밀어 보내기 위해 심장이 수축했을 때 가장 높아지고(최고혈압), 반대로 혈액을 내보내 심장이 팽창되었을 때 가장 낮아지기(최저혈압) 때문이다.

혈압은 격렬한 운동을 하거나 몹시 흥분하는 등 상황에 따라 급상승하므로 건강한 혈관은 빠른 변화에 대응할 수 있는 유연성을 갖추고 있다. 그러나 고혈압 상태가 계속되면 강한 압력을 계속 받게 된 혈관이 동맥경화 상태에 빠지고 만다.

동맥경화란 혈액 속 지방분이 혈관 내측을 감싸는 내피세포에 침투하여 혈관이 좁아지고 혈액의 흐름이 악화된 상태를 말한다. 고혈압으로 내피세포가 상처 입으면 혈전(혈액의 덩어리)이 생기거나 지방이 쌓이기 쉬워지기 때문에 동맥경화 상태가 더 악화되고, 그에 따라 뇌졸중과 심근경색 리스크도 높아진다.

혈관의 구조

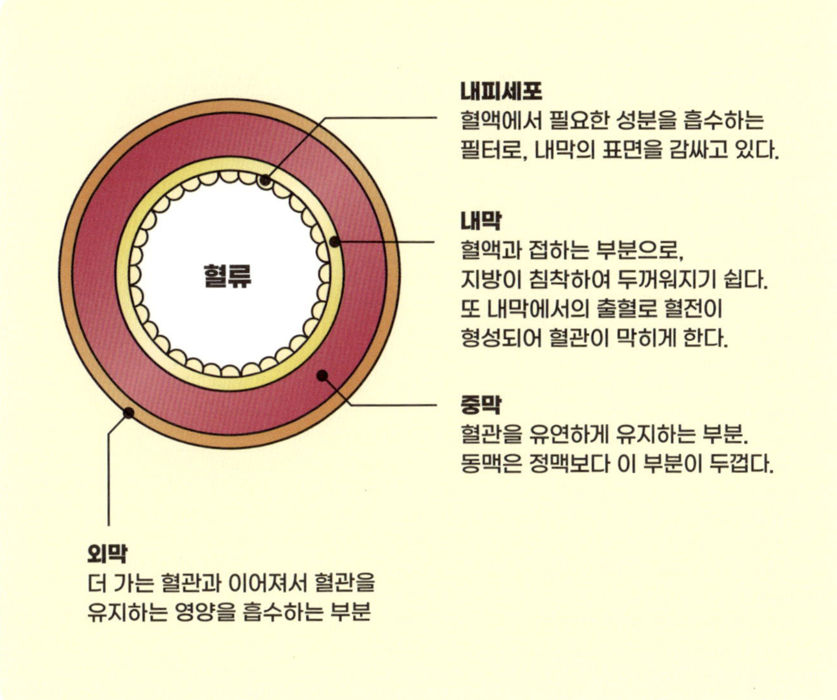

이 리스크는 혈압이 높으면 높을수록 커진다. 다음 그림에서 보여주는 것처럼, 정상혈압인 사람에 비해 2도 고혈압 이상인 사람은 약 5배, 1도 고혈압인 사람은 약 3배, 정상범위이긴 하지만 혈압이 높은 고혈압전단계인 사람은 약 1.5~2배 정도 뇌졸중이나 심장병을 일으키기 쉽다.

특히 고령자라면 나이를 먹을수록 모세혈관이 줄어들어 남은 혈관의 부담이 늘어나는 데다가 혈관 자체도 딱딱해지기 때문에 고혈압이 되기 쉬운 상태가 된다. 근력도 약해져 대사가 떨어지는 탓에 지방이 쌓이기 쉬워지기에 고혈압에 대한 엄격한 경계가 필요하다.

순환기질환(뇌졸중이나 심근경색 등) 발증 리스크 기준

기준	발증 리스크
II도 고혈압 이상 최대혈압: 160mmHg 이상 그리고/또는 최소혈압: 100mmHg 이상	약 5배
I도 고혈압 이상 최대혈압: 140~159mmHg 그리고/또는 최소혈압: 90~99mmHg	약 3배
고혈압전단계 최대혈압: 130~139mmHg 그리고/또는 최소혈압: 80~89mmHg	약 1.5~2배

혈압이 악화되는 것을 예방하려면 매일 혈압을 측정하여 평소 자신의 혈압을 파악할 필요가 있다. 따라서 집에서도 측정할 수 있도록 혈압계를 하나 준비해두는 것이 좋다. 그리고 혈압은 하루 동안 계속해서 변화하므로 적어도 아침에 일어났을 때와 잠자기 전 두 번은 측정하고 아침과 저녁의 평균을 내어 기록하는 것이 중요하다.

혈압은 수면을 취하기 위해 부교감신경(편안한 상태일 때 우위에 오는 신경)이 작동하는 밤이 되면 떨어지고, 잠에서 깨어 교감신경(긴장한 상태일 때 우위에 오는 신경)이 작용하는 아침이 되면 올라가기 시작하는 것이 일반적이다. 따라서 밤에만 혈압을 측정하면 기상 전후에 혈압이 현저하게 상승하는 '아침

고혈압(모닝서지)'을 놓칠 수 있다. 반대로 아침에만 혈압을 재면, 특히 고혈압 약을 복용하는 경우 약이 밤까지 제대로 효과를 나타내는지 어떤지 알 수 없기 때문에 아침과 밤에 측정하는 것이 중요하다.

아침에는 아침고혈압을 발견하기 쉽도록 기상 후 1시간 이내에 배뇨를 하고, 아침 식사와 복약 전에 측정하는 것이 제일 좋다. 한편 밤에는 식사와 복약, 목욕과 배뇨를 마친 다음 잠자리에 들기 전에 재도록 한다. 다만 목욕 직후에는 혈압의 변동이 크니 피하는 게 좋고, 가능한 한 같은 시간대에 측정하도록 유의한다.

고혈압은 분명 건강을 위협한다. 그런데 혈압이 너무 떨어져도 위험하다. 현기증이 일어나 쓰러질 우려가 커지기 때문이다. 뼈가 약해진 고령자라면 쓰러지면서 골절이 발생할 위험까지 있다. 일반적으로는 최고혈압 120mmHg 미만, 최저혈압 80mmHg 미만(진료실혈압)일 때 정상범위라고 보지만, 나이나 합병증 유무에 따라 다음 표의 기준처럼 제각각 목표혈압이 설정되어 있다.

혈압은 염분을 삼가고 적절한 운동을 하는 등 생활 습관을 개선하면 조절할 수 있다. 나이를 먹을수록 지병으로 인해 먹는 약이 늘어나는 경향이 있으므로 가능한 한 약에 의존하지 않고 혈압을 낮추는 것을 목표로 하는 게 좋다.

고혈압 치료 가이드라인 2019의 목표혈압

	진료실혈압	가정혈압
75세 미만 성인	130/80mmHg 미만	125/75mmHg 미만
75세 이상 고령자	140/90mmHg 미만	135/85mmHg 미만
당뇨병 환자	130/80mmHg 미만	125/75mmHg 미만
만성신장병(CKD) 환자 (단백뇨 양성)	130/80mmHg 미만	125/75mmHg 미만
만성신장병(CKD) 환자 (단백뇨 음성)	140/90mmHg 미만	135/85mmHg 미만
뇌혈관장애 환자 (양측 경동맥협착이나 뇌주간동맥폐색이 있거나 미평가)	140/90mmHg 미만	135/85mmHg 미만
뇌혈관장애 환자 (양측 경동맥협착이나 뇌주간동맥폐색 없음)	130/80mmHg 미만	125/75mmHg 미만
관동맥질환 환자	130/80mmHg 미만	125/75mmHg 미만
항혈전약을 복용하는 환자	130/80mmHg 미만	125/75mmHg 미만

고혈압 환자의 90퍼센트는 생활 습관을 바로잡으면 혈압을 낮출 수 있다!

일반적으로 고혈압은 특정 질병에 의해 생기는 '2차성 고혈압'과 몇 가지 요인이 겹쳐서 일어나는 '본태성 고혈압'의 두 종류로 나뉘는데, 일본인 고혈압 환자의 약 90퍼센트는 본태성 고혈압이다.

2차성 고혈압은 원인이 되는 질병을 치료하고 회복하는 것이 개선의 조건이다. 하지만 본태성 고혈압의 경우는 혈압약을 복용하는 것은 물론이고, 염분을 줄이고 적당한 운동을 하며 스트레스를 쌓지 않는 등 생활 습관 전반을 바로잡아야 개선할 수 있다. 본태성 고혈압 환자의 약 40퍼센트가 식염감수성 체질을 지닌 사람들이다. 식염감수성 체질은 염분을 섭취하면 혈압이 올라가기 쉬운 체질로서, 염분을 줄이면 혈압이 낮아진다. 이를 뒤집어 말하면, 60퍼센트의 고혈압 환자는 염분을 줄여도 혈압이 떨어지지 않고 혈압이 올라가는 요인이 다른 데 있는 식염비감수성 유형이라 할 수 있다.

염분은 생명활동에 없어서는 안 되는 성분이어서 우리 몸은 혈액 속 염분 농도를 일정하게 유지한다. 필요량 이상 염분을 섭취하면 신장에서 처리하여 소변으로 배출하고, 부족한 경우는 신장에서 염분을 재흡수하는 것이다. 그런데 신장의 기능이 저하되면 이 사이클이 제대로 돌아가지 않아 여분의 염분이 소변으로 배출되지 않을 뿐 아니라 신장의 교감신경이 염분 재흡수를 촉진하는 탓에 혈액 속 염분 농도가 높아진다. 그러면 염분 농도를 희석하기 위해 혈관에 수분이 흘러들어가 혈액의 체적이 커져서 혈관이 압박되어 혈압이 올라간다.

일본인은 염분이 많은 된장과 간장을 자주 먹다 보니 세계적으로도 염분 섭취량이 많은 편이다. 고령자는 신장의 기능도 저하되고 혈관도 딱딱해진 데다 몸을 많이 움직이지도 않기 때문에 여분의 염분을 땀으로 배출하기 어려워져서 특히 더 주의해야 한다.

식염감수성 고혈압은 심장이나 혈관에 가해지는 부담이 크기에 식염비감수성 고혈압과 비교하면 심장병이나 뇌혈관장애를 일으킬 리스크가 두 배가 넘는다. 그 때문에 염분을 감량해 혈압을 낮추었더라도 그 상태를 유지하기 위해서 계속 염분을 줄이면서 혈압을 정상범위로 유지할 필요가 있다.

또한 고혈압 환자의 식사요법에서는 칼륨이 풍부한 식재료를 적극적으로 섭취하라고 추천한다. 이것은 칼륨이 신장에서 염분을 재흡수하는 것을 억제하여 소변 속으로 염분을 배출하는 작용을 촉진시키기 때문이다. 다만 투석을 받는 등 신장기능에 문제가 있으면 염분뿐 아니라 칼륨도 배출되기 어렵기 때문에 고칼륨혈증을 예방하기 위해 칼륨 섭취를 제한하는 경우도 있으니 주의가 필요하다. 일본고혈압학회는 염분의 하루 섭취목표량을 남녀 모두 6g 미만으로 설정하고 있다.

혈압은 하루 동안 계속해서 변화하지만, 고혈압 환자의 절반 정도는 아침에 혈압이 높아지는 아침고혈압이라고 한다. 이것은 잠에서 깨어나려고 교감신경이 강하게 작용하여 일어나는 현상으로, 생활을 위해 필요한 혈압 상승이지만 고령자에게는 목숨을 앗아갈 수 있는 위험이 되기도 한다.

인간은 잠자는 동안 약 1컵 정도의 땀을 흘리기 때문에 기상 직후 혈액은 수분 부족으로 끈적해진다. 그런 상태에서 혈압이 급상승하면 혈관이 피로해지거나 막힐 위험이 있다. 이를 뒷받침하듯 아침에 뇌졸중이나 심근경색 발작이 일어나기 쉽고, 경도 뇌경색을 일으키는 경우도 있어서 반드시 아침에 혈압을 측정하여 자신이 아침고혈압인지 파악해두어야 한다.

또한 밤에는 수면을 위해 부교감신경이 강하게 작용하여 혈압이 낮아지는 것이 일반적인데, 수면 중에도 혈압이 떨어지지 않아 야간에도 최고혈압 120mmHg, 최저혈압 80mmHg를 넘는 경우는 '야간고혈압'으로 진단된다. 이 유형은 뇌나 심장의 혈관이 피로하거나 막혀서 사망할 리스크가 통상의 3.69배나 되니 주의가 필요하다.

또 스트레스 때문에 혈압이 상승하는 경우도 있다. 잘 알려진 경우가 의료시설에서 혈압을 측정하면 집에서 잴 때보다 높은 수치가 나오는 '백의고혈압'이다. 의료종사자가 백의를 입고 있다는 데서 붙은 명칭이다. 상당히 많은 사람에게 나타나는 현상이기 때문에 혈압의 기준은 의료시설에서 측정한 '진료실혈압'보다 집에서 측정한 '가정혈압' 쪽이 5mmHg 낮게 설정되어 있다.

또한, 의료시설에서는 정상혈압인데 집에서 측정하면 가정혈압 기준보다 높아지는 '가면고혈압' 유형도 존재한다. 아침고혈압이나 야간고혈압인 사람에게 잘 나타나며, 이를 발견하기 위해서는 꾸준하게 집에서도 혈압을 측정하는 것이 중요하다.

장딴지를 자극하면 혈류가 좋아지고 혈관에 가해지는 부담도 줄어 고혈압이 눈에 띄게 개선된다

흔히 '비만은 만병의 근원'이라고 하는데, 이 말은 혈압에도 해당된다. 비만인 사람은 마른 사람보다 체적이 큰 만큼 모세혈관의 양이 많아지기 때문에 심장이 내보내는 혈액의 양이 늘어나고 혈관의 부담이 커지기 때문이다.

또 내장지방이 늘어서 지방세포가 비대화되는 것도 혈압에 악영향을 준다. 비대화된 지방세포로 인해 인슐린 작용이 저하되면 그것을 보충하기 위해 췌장이 인슐린 분비를 촉진하는데, 혈액 속에 인슐린이 과잉 존재하면 신장에서 나트륨(염분) 배출기능이 저하된다. 그러면 혈관 속의 나트륨 농도를 유지하기 위해 혈액량이 늘어나고 결과적으로 혈압이 높아지는 것이다.

게다가 비만해져서 기도가 좁아지면 수면 중에 기도가 폐색되는 수면무호흡 상태가 늘어나게 되고, 자연히 뇌에 충분한 산소가 도달하지 못하게 된다. 그러면 야간에 교감신경이 작동하여 흥분하면서 혈압 상승으로 이어지는 것이다.

비만이 초래하는 고혈압의 부정적 연쇄를 끊으려면 식사 습관을 점검하여 균형 잡힌 식사를 할 수 있도록 조절하는 동시에 적절한 운동, 특히 지방 연소 효과가 높은 유산소운동을 하여 체중을 줄이는 것이 효과적이다.

특히 권장하는 유산소운동은 걷기, 즉 산책이다. 특별한 도구를 준비할 필요도 없고, 바뀌는 경치를 보는 동안 스트레스 해소에도 도움이 되며, 다리를 많이 움직임으로써 장딴지의 근육도 자연스럽게 단련된다는 점이 고혈압 개선으로 이어진다.

고혈압을 개선하는 데 장딴지 근육은 매우 중요하다. 심장에서 하반신으로 보낸 혈액이 다리의 근육 수축 작용으로 다시 심장으로 돌아가기 때문이다. 장딴지는 근육이 크고 혈액(심장으로 돌아가는 정맥혈)을 밀어 보내는 힘도 강하기 때문에 제2의 심장이라고 불린다.

동맥에 비하면 정맥은 혈관이 유연하고 혈액을 밀어 보내는 힘이 약한데, 하반신 혈액이 심장으로 돌아가려면 중력을 거스르기까지 해야 하니 근육의 수축 · 이완 작용 도움을 받아야 한다. 그렇지만 자가용 보급이 늘고 대중교통이 발전되면서 대다수의 현대인들은 걸을 기회가 눈에 띄게 줄어들었고, 이에

장딴지 근육과 혈류의 구조

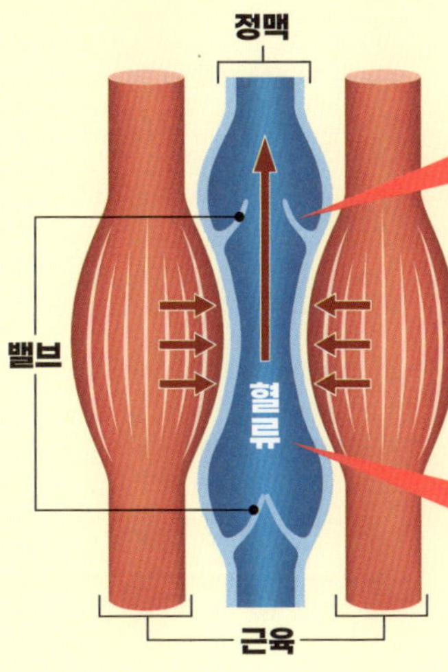

정맥에는 근육의 수축과 이완에 따라 열리고 닫히는 정맥판막이라고 하는 밸브가 있어서 역류하지 않는다. 중력을 거슬러 흐르는 장딴지의 정맥은 특히 이 밸브의 작용이 중요하다.

장딴지에 있는 정맥(심장으로 돌아가는 혈류가 통과하는 혈관)은 장딴지 근육의 수축과 이완 작용의 도움을 받아 내부를 지나는 혈액이 중력을 거슬러 위로 밀려 올라갈 수 있다.

따라 장딴지 근육이 약화되고 굳어져서 혈액을 심장으로 밀어 보내는 힘도 약해졌다.

장딴지 근육을 강화하는 가장 효과적인 방법은 스트레칭과 근력 트레이닝으로 약해진 다리 근육을 단련하는 것이다. 그러나 별도의 시간을 내기 어렵다면 일상생활을 하면서 가능한 한 걷는 시간을 늘리는 것도 좋은 방법이다. 한 예로 에스컬레이터를 타는 대신 계단을 이용하는 것만으로도 효과가 있다. 다만 계단을 오르는 동작은 혈압이 오르기 쉬우므로 올라갈 때는 에스컬레이터를 타고 내려올 때는 계단을 이용하는 방식도 좋다.

한편 코로나19 때문에 외출을 꺼리는 고령자나 걷는 운동이 여의치 않은 사람들은 이번 장에서 소개하는 '장딴지 두드리기'로 장딴지에 자극을 주면 좋다.

많은 사람들이 근육을 확실하게 풀려면 주물러야 한다고 생각하는데, 사실은 두드리는 편이 혈류가 촉진되어 혈압을 내리는 데 더 효과적이라는 것이 판명되었다. 장딴지 근육은 크기 때문에 굳었을 때 주물러서 풀어주려면 악력이 필요한 데다가 주무른다고 장딴지 근육이 단련되는 것도 아니다. 또 주물러서 혈류가 좋아지는 효과는 일시적일 뿐이라 매일 계속해야만 한다. 게다가 너무 강하게 주무르면 오히려 혈류가 나빠지고 모세혈관이나 신경, 나아가 근육을 손상시킬 위험도 있어서 권장하지 않는다. 반면 장딴지 두드리기는 악력이 약해도 수월하게 두드릴 수 있다는 점에서 편리하다.

혈관은 나이를 먹을수록 약해진다. 매우 가느다란 모세혈관은 혈관 안쪽 내피세포와 세포의 틈이 벌어져 그곳으로 수분이 유출되기 때문에 혈류가 부족해지고 최종적으로는 모세혈관으로서 기능하지 못하게 된다.

하지만 장딴지를 매일 자극하여 혈류를 좋게 만들면 혈관의 내피세포 틈새가 벌어지지 않고 모세혈관의 양이 줄어드는 일도 예방할 수 있다. 즉 다른 혈관의 부담을 줄이게 되고 결과적으로 혈압을 낮추게 되는 것이다.

혈류 상승 1분 자극

장딴지 두드리기

2세트 1분 ×2

효과

딱딱해진 장딴지 근육을 풀어주고
혈관에 적당한 자극을 주어 혈류를 촉진한다.

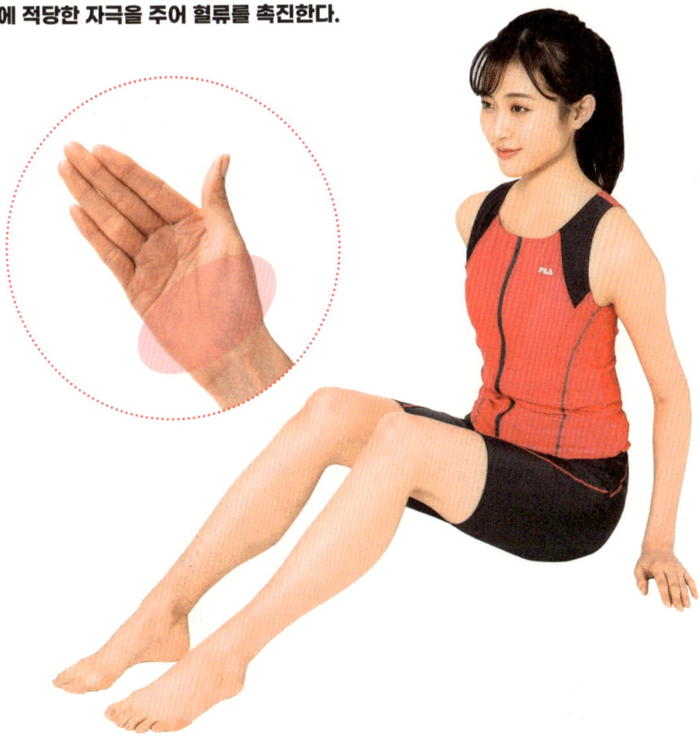

1 다리를 앞으로 뻗고 바닥에 앉는다.
2 손바닥 아랫부분이 장딴지에 닿을 수 있도록 무릎을 구부린다.

바닥에 앉기 힘들면 의자에 앉아서 해도 좋다.

*주의: 이 체조는 하지에 정맥류가 있는 사람에게는 맞지 않음.

3 손바닥 아랫부분을 사용해서
발목부터 무릎을 향해
장딴지 옆면을 기분 좋게 느껴지는
세기로 팡팡 두드린다.

6회 반복을
1세트로
1분

1회 5세트를
기준으로
실시

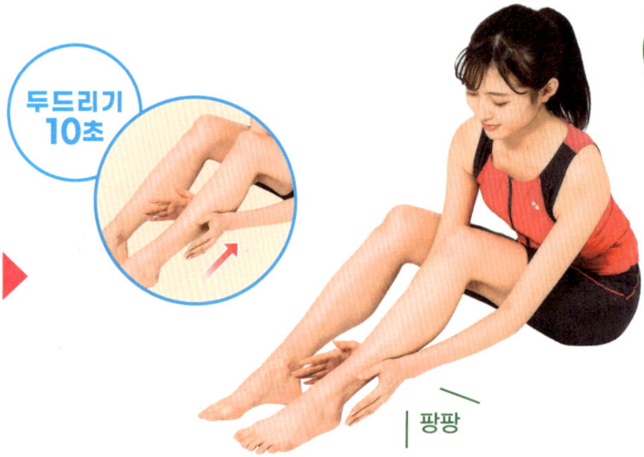

4 주먹을 쥐어 엄지와 검지로
만들어진 둥근 면을 이용해
장딴지 뒤쪽의 발목부터
무릎을 향해 기분 좋게 느껴지는
세기로 통통 두드린다.

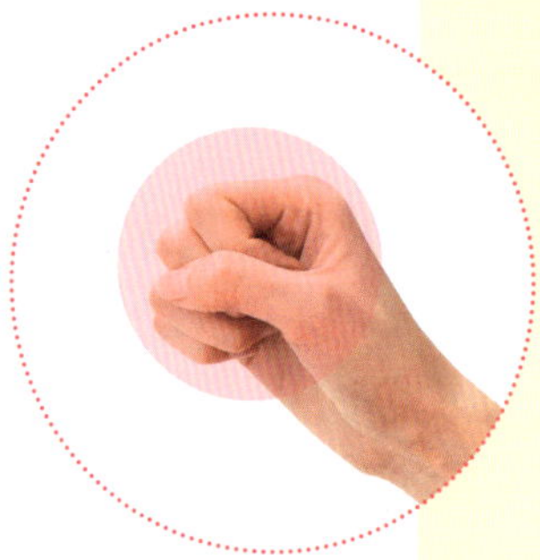

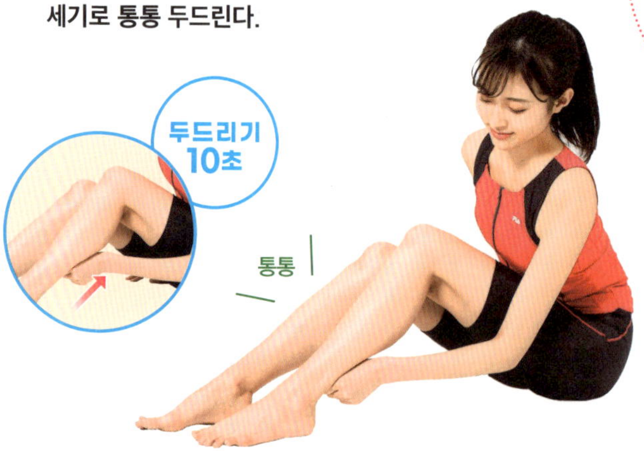

6회 반복을
1세트로
1분

1회 5세트를
기준으로
실시

주의

다리 근육이 굳은 사람은 준비운동으로 아킬레스건을 늘여두자!

운동이 부족해 다리 근육이 굳은 경우, 아킬레스건 늘이기로
다리 근육을 풀어두면 장딴지 두드리기의 효과를 얻기 쉬워진다.

좌우 20회씩

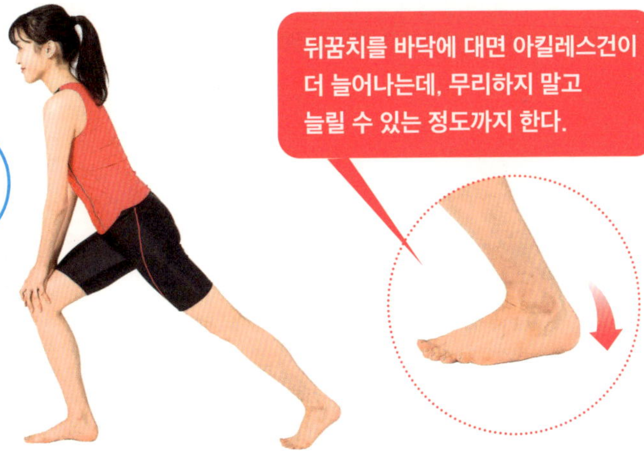

뒤꿈치를 바닥에 대면 아킬레스건이
더 늘어나는데, 무리하지 말고
늘릴 수 있는 정도까지 한다.

의자에 앉아서 장딴지 두드리기를 할 때의 포인트

왼쪽 사진처럼 한쪽 다리를 얹거나 다른 의자 위에 발을 올려서
혈류가 중력에 지지 않도록 장딴지의 위치가 낮아지는 것을 피한다.

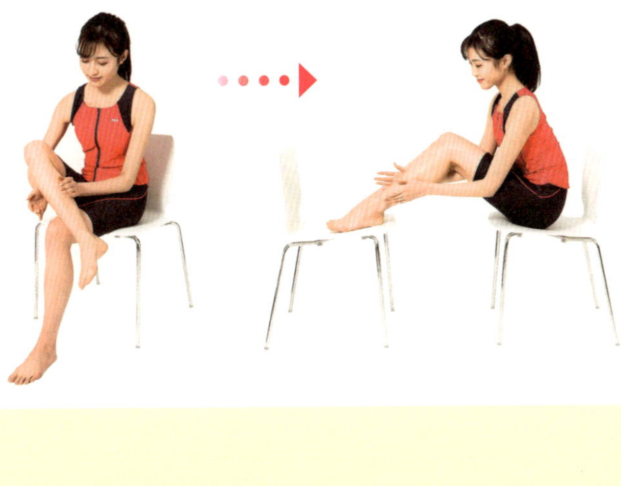

주의

정맥류가 있는 사람은 수건을 쥐고 혈압을 내리자!

정맥이 혹처럼 부푸는 정맥류 증상이 있는 사람은
정맥 내에 혈전이 생겼을 가능성이 있다.
하지에 정맥류가 있는 경우 장딴지 두드리기를 하면
혈전을 자극하여 혈전증으로 이어질 위험이 있으므로 수건을 쥐고 혈압을 낮추자.

수건 쥐는 법

합계 11분

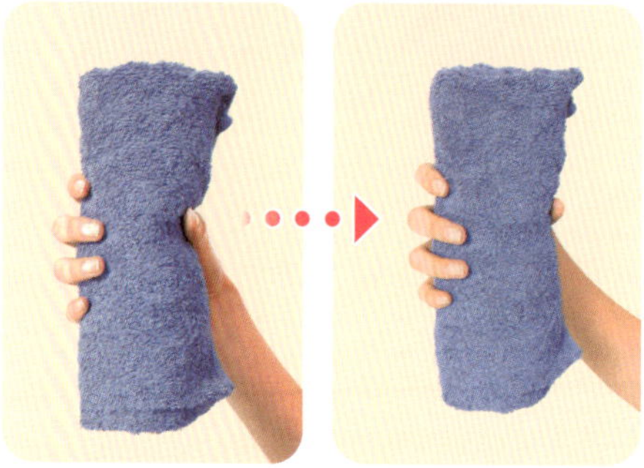

쥐기 쉽도록 35cm×75cm의
수건을 기둥 형태로 만다.

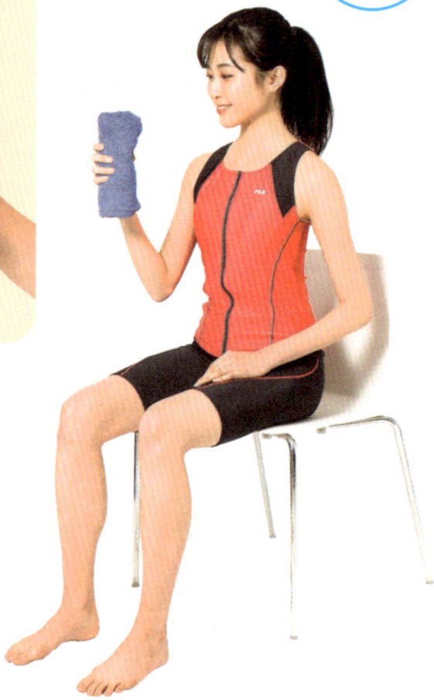

1 기둥 형태로 만 수건을 좌우 어느 한쪽 손으로 쥐고 2분 동안 유지한다(엄지와 다른 손가락이 닿을 정도로 강하게 쥐지 않는다).

2 쥔 손의 힘을 풀고 1분 동안 쉰다.

3 ①을 4회, ②를 3회 반복한다. 4회씩 같은 손으로 쥐어도 되고 좌우 손으로 번갈아 2회씩 쥐어도 좋다.

사례 보고 1

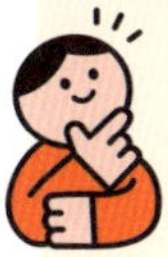

10일 동안 장딴지 두드리기를 했더니 최고 · 최저혈압이 평균 5~10mmHg 떨어졌다

고혈압으로 치료를 받는 사람 중에는 장딴지 근육이 딱딱해진 경우가 적지 않다. 원인은 운동 부족인데, 다시 말하면 근육이 늘어났다가 수축할 기회, 즉 다리를 움직일 기회가 적었기 때문이다. 실제로 같은 고혈압 환자라도 평소 자주 걷는 사람은 장딴지 근육이 부드럽다.

장딴지는 하반신의 혈액을 상반신으로 밀어 올리는 '근육 펌프 작용'을 한다. 이것은 근육이 수축하여 굵어졌을 때 정맥의 혈관을 압박하여 혈류를 위로 밀어 올리는 작용인데, 근육이 딱딱해지면 다리를 움직여도 근육이 제대로 수축하지 못한다. 그 결과 혈류가 나빠지는 것이다.

또 장딴지에는 림프관이 집중되어 있는데, 그 속을 흘러가는 림프액은 근육이 수축될 때 힘을 받아 상반신을 향해 흘러간다. 이 림프관은 모세혈관이 미처 회수하지 못한 여분의 수분(노폐물을 포함)을 회수하는 역할을 하기 때문에 근육 펌프가 제대로 작동하지 못하면 장딴지에 노폐물이 쌓여 근육에 '경결'이라는 멍울이 생긴다. 경결은 주무르면 통증이 느껴지고 그대로 두면 다른 부위에도 불편감이 나타나는 껄끄러운 존재이다.

'장딴지 두드리기'는 혈류를 촉진할 뿐 아니라 딱딱해진 근육을 풀어주는 효과도 있다. 실제로 고혈압 환자가 장딴지 두드리기를 시도했더니 10분 만에 한쪽 다리의 체적이 총 320ml나 감소했다는 보고가 있다. 혈류가 개선되고 림프액 흐름도 좋아져서 경결과 부기가 개선된 증거이다.

그리고 고혈압 환자 여러 명에게 1회 10분 정도 장딴지 두드리기를 10일 동안 실행토록 한 결과 최고혈압이 145mmHg에서 132mmHg로, 최저혈압이 75mmHg에서 69mmHg로 떨어졌다.

물론 고혈압 증상을 개선하려면 장딴지 두드리기뿐 아니라 식생활도 바로잡아야 하고, 적절한 운동도 필요하지만 장딴지 주무르기와 달리 악력이 필요 없는 장딴지 두드리기는 고령자도 어렵지 않게 계속할 수 있어 유용한 방법이다.

사례 보고 2

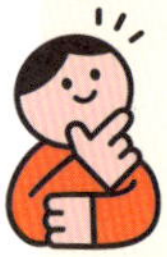

혈류 개선에 도움이 되는 식재료 식초와 레몬즙의 혈압 강하 효과가 과학적으로 증명되었다

텔레비전 방송이나 잡지에서 특집으로 '혈압을 낮추는 식품'을 다루는 경우가 있다. 하지만 방송에서 언급되는 식품들은 대부분 엄밀히 말해 과학적으로 혈압을 낮추는 효과가 입증되지 않은 것들이다. 근거가 동물실험 데이터밖에 없거나 사람을 대상으로 한 임상시험을 하기는 했지만 피험자 수가 너무 적어서 신뢰성이 부족한 것들이 많다. 그래서 여기서는 혈압을 낮추는 효과가 과학적으로 검증되었고 평소 식사에 적용하기도 쉬운 식초와 레몬즙의 효과에 대해 소개하겠다.

먼저 식초의 효능에 대해 살펴보자.

식품기업 '미쓰칸'이 혈압이 높은 성인 남녀 64명을 두 그룹으로 나눠 식초의 효과에 대한 실험을 실시했다. 매일 아침마다 한쪽 그룹은 식초 대신 젖산으로 비슷하게 풍미를 낸 플라세보 음료를 마시게 했고, 다른 그룹은 식초 1큰술(15ml)을 함유한 음료를 마시게 했다. 그 결과 식초 음료를 마신 그룹에서 혈압이 내려간 사람이 많았다. 10주간 검증을 계속한 후 혈압의 평균 저하율을 보니, 식초 음료를 마신 그룹은 최고혈압이 6.5퍼센트, 최저혈압이 8퍼센트나 낮아졌는데, 검증 종료 후 즉 식초 섭취를 중단한 후에는 혈압이 다시 높아져, 식초에 혈압을 낮추는 효과가 있다는 것이 확인되었다.

식초가 혈압을 낮추는 이유는 주성분인 초산 때문이다. 초산이 체내에 들어가면 혈관을 확장시키는 물질인 '아데노신'의 분비가 촉진되어 혈관이 확장된다. 이에 따라 혈관에 가해지는 부하가 줄어들고 혈압이 떨어져 결과적으로 혈류도 상승하는 것이다.

식초에는 반드시 초산이 포함되어 있어서 쌀식초, 흑초, 곡물식초, 발사믹식초, 사과식초 등 어떤 식초든 혈압을 낮추는 효과를 얻을 수 있다. 초산은 열에 강하기 때문에 가열조리를 하는 요리에 사용해도 좋으며, 원래 조미료이므로 낫토나 회를 먹을 때 간장 대신 사용하면 염분을 줄이는 데 도움이 된다.

식초를 음료로 섭취할 때는 물에 희석하면 마시기 쉽다. 특히 달콤한 향이 있는 사과식초는 벌꿀을 조금 섞으면 맛있게 마실 수 있다. 초산에는 칼슘 흡수를 촉진하는 작용도 있으니 우유에 타서 먹으면 좋다. 산으로 인해 우유의 단백질이 응고되어 요거트처럼 된다(사과식초 1큰술에 우유 150ml 정도가 기준).

시간영양학의 관점에서 식초를 섭취하는 시간대에 따라 혈압을 낮추는 효과에 얼마나 차이가 나는지도 연구하고 있다. 효과가 큰 시간대는 사람에 따라 다르다. 그러니 혈압을 낮추기 위해 매일 식초를 섭취하는 습관을 시작한다면, 우선 기상시각을 기점으로 하루 7번의 시간대로 나누어 섭취하고 혈압을 재보자. 그 결과치를 비교해보면 자신에게 맞는 시간대를 특정할 수 있을 것이다.

7번의 시간대는 대략 다음과 같이 나눌 수 있다.

①기상 직후 ②기상 3시간 후 ③기상 6시간 후 ④기상 9시간 후
⑤기상 12시간 후 ⑥기상 15시간 후 ⑦취침 전

이미 혈압약을 복용하고 있다면 복약 시간을 바꾸지 않는 것이 자신에게 맞는 시간대를 특정하는 포인트가 된다.

다음으로 레몬즙에 대해 살펴보자.

레몬에는 비타민C가 풍부하다고 알려져 있는데, 옛날부터 레몬을 자주 먹은 사람은 혈압이 낮다고 했다. 그 요인은 레몬의 산미가 짠맛을 끌어내는 작용을 하기 때문이다. 즉 레몬을 요리에 사용하면 자연스럽게 염분을 줄이게 되어 혈압이 상승하기 어려워지는 것이다.

이처럼 레몬은 염분을 줄이는 데도 도움이 되지만, 레몬즙 자체에도 혈압을 낮추는 성분이 함유되어 있다. 바로 혈관을 부드럽게 해주는 '레몬 플라보노이드'라는 것인데, 쥐를 이용한 동물실험에서는 이미 혈압을 낮추는 효과가 실증되었다. 나아가 고혈압 환자에게 마시기 쉽도록 물로 희석한 레몬즙 1큰술을 매일 아침 마시게 한 결과, 사람에게도 효과가 있다는 것이 밝혀졌다.

검증을 시작하기 1주일 전의 최고혈압 평균은 144.7mmHg이었는데, 기상 직후 레몬즙을 마시기 시작한 뒤 2개월 동안의 최고혈압 평균은 136.1mmHg로, 평균 8.6mmHg나 내려간 것이 확인되었다. 이 검증에서는 소변을 검사하여 염분 섭취량에 변화가 없는 것도 확인하였기 때문에 염분 감량 때문이 아니라 레몬즙에 의해 혈압이 낮아졌다는 것이 분명하다.

그리고 이 검증에서 사용한 레몬즙은 과실에서 직접 짜낸 것이 아니라 병에 담긴 시판 제품이어서 누구나 쉽게 시도할 수 있다.

다만 식초의 초산과 달리 레몬 플라보노이드는 열에 약하기 때문에 따뜻한 물에 섞거나 뜨거운 음식에 넣어서 먹는 것은 피하는 것이 좋다.

칼럼

Q 일본건강검진학회의 판정은 신뢰해도 될까?

A 1993년 세계보건기구(WHO)와 국제고혈압학회(ISH)는 혈압의 정상범위를 '최고혈압 140mmHg 미만, 최저혈압 90mmHg 미만'으로 본다는 새로운 기준을 정했다.

이에 따라 2014년 4월 일본고혈압학회도 140/90mmHg을 정상혈압의 기준치로 인정했다. 하지만 그 발표 2주 후에 일본건강검진학회와 건강보험조합연합회가 최고혈압 147mmHg미만, 최저혈압 94mmHg 미만을 새로운 기준으로 발표했다. 그 때문에 당시의 의료시장에서는 큰 혼란이 일어났다.

일본고혈압학회가 인정한 140/90mmHg라는 기준치는 심혈관질병 이환율이라는 역학적 조사가 뒷받침되어 정해진 숫자이다. 한편 일본건강검진학회의 147/97mmHg라는 숫자는 건강검진학회의 수검자들 수치를 계산하여 건강하다고 인정되는 사람의 혈압분포범위에 기초하였기에 미래의 심혈관질환 발병 예측은 어려웠다. 실제로 일본건강검진학회의 새 기준치에는 '재검 필요, 치료 요함'인 사람이 포함되어 있을 가능성이 높았다.

일본고혈압학회의 지적을 받고 일본건강검진학회는 혈압 기준치를 아래 표와 같이 변경했다. 그러나 여전히 역학적 조사의 결과가 아니어서, 혈압을 측정할 때는 2019년에 일본고혈압학회가 개정한 가이드라인의 수치(6쪽 참조)를 참고하는 것이 좋겠다.

이 가이드라인에서는 고혈압을 원인으로 하는 질병을 예방하기 위한 '목표혈압'으로 75세 미만 성인은 130/80mmHg, 75세 이상은 140/90mmHg(모두 진료실혈압)이라는 수치를 제시하고 있다.

일본건강검진학회의 목표혈압

	기준 범위	요주의	이상
최고혈압	129mmHg 이하	130~159mmHg	160mmHg 이상
최저혈압	84mmHg 이하	85~99mmHg	100mmHg

*장래 심뇌혈관질환을 발증할 가능성을 고려한 기준임.

Q 혈압이 높으면 두통이 생기기 쉽다?

A 일반적인 두통은 뇌의 혈관이 확장되어 주위 신경을 압박하기 때문에 일어난다고 여겨진다. 원인에는 어깨나 목의 결림, 수면 부족이나 수면 과다, 스트레스, 숙취, 급격한 온도 변화, 기압 변화 등이 있는데, 고혈압과 두통의 관계는 그다지 알려지지 않았다. 뇌에는 혈류를 정상으로 유지하는 기능이 갖추어져 있기 때문에 통상적으로는 고혈압의 영향으로 뇌내 혈압이 상승하는 일은 없지만, 고혈압이 원인이 되어 위험한 두통이 발생하는 경우가 있다.

예를 들면 최고혈압 210mmHg 이상, 최저혈압 120mmHg 이상인 중증 고혈압 환자의 경우 뇌의 조절기능이 제대로 작동하지 않아 대사이상이 발생해 뇌부종(뇌가 붓는 것)이 일어날 위험성이 높아진다. 즉 뇌의 체적이 커지고 두개골의 내측에 압력이 높아지는 것이다.

이러한 증상을 '고혈압성 뇌병증'이라고 부르는데, 구토감이나 격한 두통이 대표적

증상이고, 증상이 악화되면 시각장애, 경련, 의식장애를 일으키고 심장이나 신장 등에 나쁜 영향을 미칠 위험도 있어 주의해야 한다.

나아가 고혈압으로 인해 뇌의 혈관이 노화되면 혈관 일부가 찢어져 출혈이 일어나거나 혈전이 생기기 쉽다. 뇌출혈은 출혈량이 많을수록 두개골 내측의 압력이 높아지고 두통이 일어나기 때문에 출혈된 부위에 따라서는 사망할 수도 있는 병이다. 그러므로 손발이 저리거나 혀가 돌아가지 않는 등의 전조증상이 나타나면 바로 진찰을 받는 것이 좋다.

한편 뇌의 혈관이 막혀 뇌세포가 손상을 입는 뇌경색은 경증일 때는 두통이 없지만 중증이 되면 뇌부종이 일어나 강한 두통이 발생할 수 있다.

6장 마지막 부분에서 상세히 설명하는 '수면무호흡증후군'도 고혈압과 더불어 두통의 원인이 된다. 수면 중 무호흡으로 인해 뇌의 혈관이 팽창하고 두개골 안의 내압이 상승하는 것이다.

통상적인 두통과는 달리 고혈압이 원인인 두통은 중대한 질병으로 이어질 리스크가 높으므로 고혈압증으로 진단받았다면 가볍게 여기지 말고 주의를 기울여야 한다.

Q 과학적으로 혈압을 낮추는 식품에 무엇이 더 있나?

A 이 장에서 소개한 식초와 레몬즙뿐 아니라 다음과 같은 식품에도 혈압을 낮추는 작용이 있다고 과학적으로 인정되고 있다.

속껍질이 붙은 땅콩

땅콩을 싸고 있는 붉은색 얇은 껍질에는 항산화작용이 있는 폴리페놀이 풍부하여 혈관 노화 예방과 더불어 혈압을 낮추는 작용이 있다. 또한 땅콩 자체에 포화지방산과 불포화지방산이 균형을 이루어 함유되어 있기 때문에 콜레스테롤 수치를 낮추고 혈관을 튼튼하게 만들어준다. 다만 칼로리가 높아서 많이 먹으면 살이 찔 수 있다. 하루 20알 정도가 적당하다. 염분이 높아지지 않도록 무염이나 그냥 구운 것을 선택하는 게 좋다.

낫토

낫토는 대두를 낫토균으로 발효시키는 과정에서 생성되는 혈전용해효소 '나토키나아제'가 풍부한 데다가 원료인 대두에 함유된 이소플라본(폴리페놀의 일종)이 혈관을 강하게 만든다. 다만 나토키나아제는 70℃ 이상이 되면 효과가 없어지므로 뜨거운 밥에 얹어 먹는 것은 피하는 것이 좋다. 또 나토키나아제의 효과는 식후 4시간 정도면 나타나 8시간 동안 지속되므로 아침에 발작이 많은 심근경색을 예방하기 위해서는 저녁에 먹는 것이 좋다. 덧붙이면 나토키나아제의 활성을 나타내는 단위는 fu인데 일본나토키나아제협회가 추천하는 하루 섭취량은 2000fu(50g들이 낫토 1~2팩)이다.

된장

과거에는 된장국을 고혈압의 적으로 여겼지만, 최근 연구에서 된장에 함유된 염분은 같은 양의 소금을 그대로 섭취하는 것에 비해 혈압을 높이지 않는다는 것이 밝혀졌다. 오히려 된장국을 전혀 먹지 않는 사람보다 하루 두 그릇 정도 된장국을 먹는 사람이 고혈압이 될 리스크가 0.18배 낮다는 것이 판명되었다. 이것은 대두를 발효시키는 쌀누룩에 신장에서 염분의 배출을 촉진하는 성분이 함유되어 있고, 낫토와 마찬가지로 원료인 대두에 함유된 이소플라본 덕에 혈관이 강해지기 때문이다.

2

고혈압 체질을 바로잡고 유산소운동도 효과적으로 할 수 있게 되는 혈류 상승 체조 '2초 뒤꿈치 들기'

감수

사이타마의과대학교 국제의료센터 교수 **마키타 시게루**

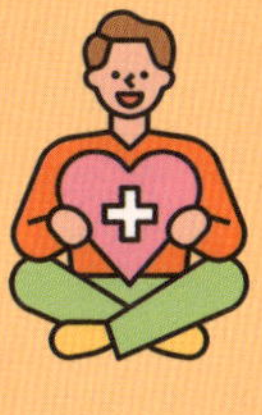

뒤꿈치를 천천히 2초 동안 들기만 해도 장딴지가 단련되고 혈류가 개선된다

생명활동에 필요한 산소와 영양분을 운반하고 노폐물을 회수하는 혈액은 전신에 뻗어 있는 혈관을 지난다. 혈액이 흐르는 동안 혈관에 가해지는 압력이 혈압인데, 혈압은 항상 일정한 것이 아니라 몸과 마음의 상태에 따라 시시각각 변화한다.

젊고 건강한 혈관은 변화에 대응할 수 있도록 말랑한 고무호스처럼 유연하지만, 나이를 먹으면 피부와 뼈가 노화하듯 혈관도 노화하여 혈관의 벽이 딱딱해지고 내강(혈액이 지나가는 혈관 속의 공간)이 좁아지는 '동맥경화' 상태가 되기 시작한다.

혈압이 기준보다 높은 상태가 계속되는 것이 고혈압인데, 동맥경화의 가장 큰 요인이 바로 고혈압이다. 일본인에게는 염분을 섭취하면 혈압이 오르는 '식염감수성' 체질이 많아서 과도하게 섭취한 염분 때문에 혈관이 딱딱해지고, 내피세포가 손상되어 동맥경화가 가속화된다. 내피세포는 혈관 벽에 유해한 물질이 침투하지 못하게 막는 필터 역할을 하는데, 이것이 손상되면 혈관에 문제가 생긴다. 이처럼 동맥경화가 가속화되면 뇌졸중이나 심근경색처럼 생명과 직결되는 뇌와 심장의 혈관질환 리스크가 높아진다.

동맥경화를 더 악화시키는 것이 고지혈증과 고혈당이다. 나쁜 콜레스테롤인 LDL 콜레스테롤 탓에 혈관의 내막에 플라크(혹 같은 돌기)가 생기면 그 부분 내강이 좁아지고 단백질에 여분의 당이 들러붙어 생성되는 AGE(종말당화산물)에 의해 플라크는 더욱 커지기 때문이다. 이렇게 되면 혈류가 느려지고 혈관을 막히게 만드는 혈전이 생기기 쉽다.

고혈압, 고지혈증, 고혈당은 생활 습관이 나빠지면 일어나는 것이다. 그러므로 동맥경화의 악순환을 끊으려면 약을 복용하는 것뿐 아니라 염분 섭취를 줄이는 방향으로 식사를 바로잡고, 음주량을 줄이며, 금연, 수면의 질과 양 확보, 적절한 운동 등 근본적인 생활방식을 반드시 개선해야 한다.

예를 들어 흡연과 고혈압이 겹치면 그렇지 않은 사람에 비해 뇌졸중이나 심장병으로 사망할 리스크가 약 4배나 높아진다. 흡연을 하면 혈액 중 좋은 콜레스테롤인 HDL 콜레스테롤이 감소하고 중성지방이나 LDL 콜레스테롤이 증가하여 지질이상을 악화시켜 췌장에서 분비되는 인슐린의 작용을 약하게 만들어서 혈당이 상승하기 쉬워진다.

이런 흡연의 해악은 간접흡연도 마찬가지여서, 후생노동성의 조사에 따르면 일본에서는 연간 1만 5,000여 명이 간접흡연이 원인이 된 질병으로 사망한다고 추정된다. 건강증진법이 개정되어 상가나 공공시설에서 흡연을 전면 금지하는 등 간접흡연을 예방하는 규칙이 엄격해졌지만, 이를 뒤집어 보면 오히려 가정에서 흡연이 늘었을 수도 있다. 자신뿐 아니라 가족이나 친구 등 가까운 사람들의 건강을 위해서도 흡연자는 금연하려고 노력해야 한다.

또 수면 시간이 부족하거나 수면의 질이 저하되면 자율신경이 흐트러지고 다양한 호르몬 분비에 지장을 일으킨 결과 고혈압, 고지혈증, 고혈당 리스크를 높인다는 것이 밝혀졌다. 예를 들면 수면 시간이 부족하면 식욕을 억제하는 호르몬인 렙틴이 감소하고, 반대로 식욕을 증진시키는 호르몬인 그렐린이

간접흡연으로 인한 연간 사망자 수 추계

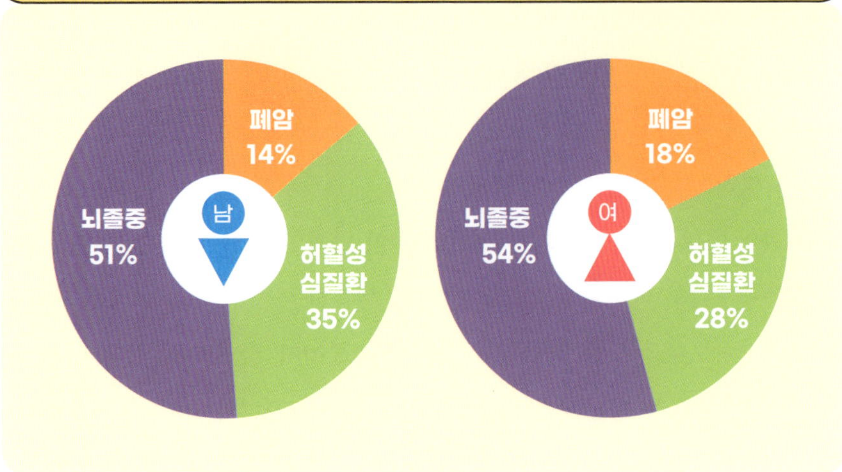

*출처: 후생노동과학연구비 보조금 순환기 질환 · 당뇨병 등 생활습관병 대책 종합연구사업, "담배 대책의 건강 영향 및 경제 영향의 포괄적 평가에 관한 연구", 2015년도 보고서를 참고로 작성함.

증가한다. 수면 시간 대비 낮 동안에 졸음을 느끼지 않는 시간을 연구한 결과 7시간 전후의 수면 시간을 확보한 사람들에게 생활습관병 리스크가 낮게 나타난다는 것이 밝혀졌다. 물론 사람에 따라 적절한 수면 시간이 다르며, 나이를 먹을수록 건강한 사람이라도 얕은 수면이 많아지기 때문에 이불 속에 있는 시간이 실제 수면 시간은 아니라는 점에 주의할 필요가 있다.

특히 중요한 것이 고혈압 개선에 최적인 운동인데 걷기, 조깅, 수영, 사이클 등 근육에 가벼운 부하를 가하면서 오랜 시간 계속할 수 있는 유산소운동이 효과적이다. 운동을 계속하면 지방이 연소되고 치명적인 심혈관계 합병증이 발생할 리스크가 낮아지는 것이 판명되었다. 다만 예를 든 운동에서도 알 수 있듯이 유산소운동을 계속하려면 몸을 지탱하는 다리 건강이 필요하다.

하루 평균 수면 시간

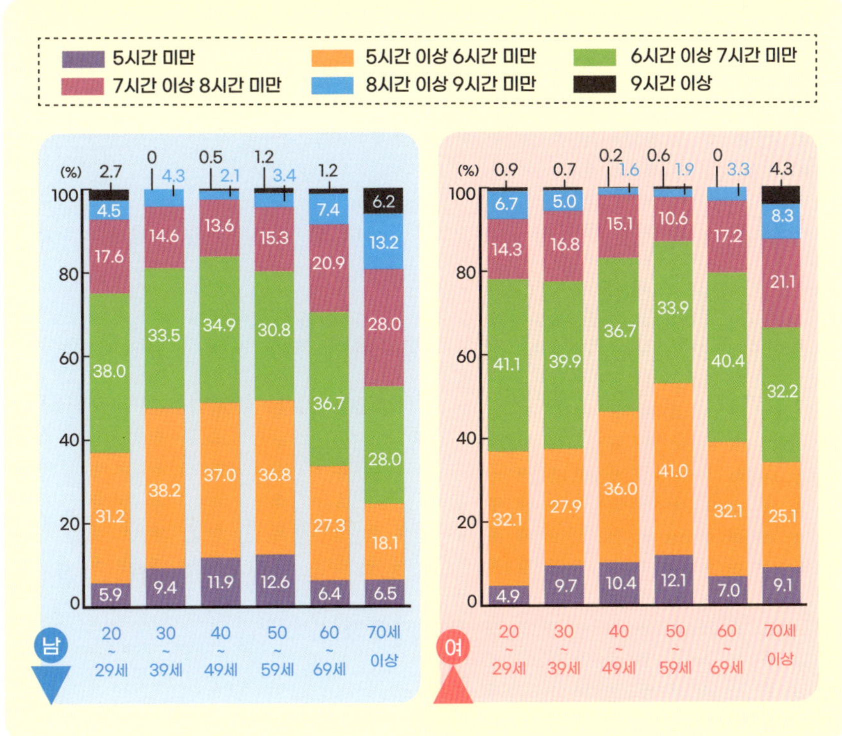

*출처: 후생노동성이 실시한 <2019년 국민건강 영양조사> 결과에서 발췌함.

이에 손쉽게 다리 근육을 단련하도록 추천하는 것이 '2초 뒤꿈치 들기'라는 운동이다.

'2초 뒤꿈치 들기'를 계속하면 장딴지 근육이 단련되어 오랜 시간 걸어도 피로해지지 않아 유산소운동에 도움이 된다. 또한 운동하는 동안 장딴지 근육이 이완과 수축을 함으로써 제2의 심장이라고 불리는 장딴지의 펌프 작용이 개선되어 혈류가 좋아지고, 심장에 가해지는 부담을 줄일 수도 있어서 고혈압 개선에 도움이 된다.

만복 상태일 때만 피하면, 낮 동안 비는 시간을 이용하기에도 좋고, 근력 트레이닝을 한다는 부담도 크지 않아서 고령자라도 매일 계속할 수 있다. 다만 숨을 참으면서 반복하면 혈압이 올라가니 자연스러운 호흡을 유지하면서 하면 된다. 만약 고혈압으로 혈압약을 처방받았다면 담당의사와 상담 후 실시해야 한다.

또 '하프 스쿼트'으로 허벅지 근육도 단련하면 유산소운동을 계속하는 데 필요한 다리 힘을 유지할 수 있다.

유산소운동은 약간 땀이 날 정도면 충분하며, 평소 전혀 운동하지 않던 사람이 걷기를 시작한다면 우선은 하루에 약 20~30분 소요되는 2킬로미터 정도부터 시작하여 조금씩 거리와 시간을 늘리는 것이 이상적이다.

운동 자체에 근력이 약해지는 것을 방지하는 효과가 있으며, 사이토카인(염증성 생리활성물질)을 억제하는 효과도 있으므로 고혈압으로 약해진 심장이 심부전을 일으킬 리스크를 줄이는 것도 가능하다.

장딴지 근육의 펌프 작용 구조

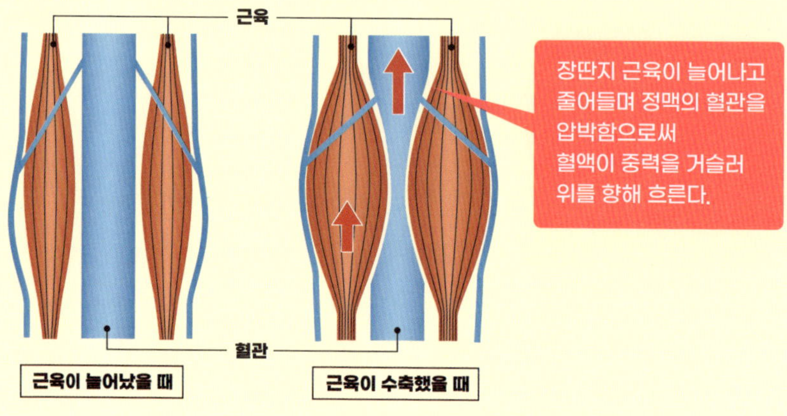

2초 뒤꿈치 들기

1세트 1분

효과

장딴지 근육을 **늘리고 수축시켜 단련**할 수 있다. 혈류를 촉진하며 **쥐가 나는 것을 예방**한다.

*이 운동은 1장에서 소개한 '장딴지 두드리기' 등으로 사전에 장딴지 근육을 풀어주면 더 효과적이다.

정면 / 들기 2초 / 정지 2초 / 되돌리기 2초

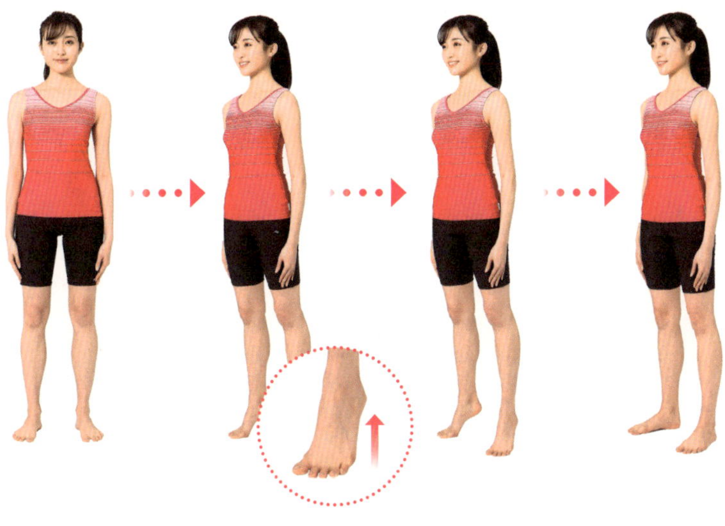

1 발을 허리너비 정도로 벌리고 등을 곧게 펴고 선다.
2 발끝에 중심을 두고 2초 동안 천천히 뒤꿈치를 든다.
3 발뒤꿈치를 든 자세로 2초 동안 유지한다.
4 올린 뒤꿈치를 2초 동안 천천히 내린다.

①~④ 10회 반복을 1세트로 1분
몸 상태에 따라 ②~④의 시간과 세트 수를 늘린다.

주의

뒤꿈치를 들 때 몸이 휘청인다면

손잡이나 벽, 의자 등받이처럼
잡을 수 있는 것에 지지하며 뒤꿈치를 든다.

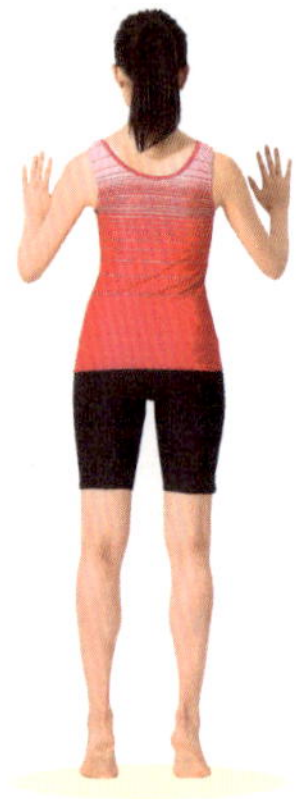

발끝에 중심을 둘 수 없는 바닥이라면

내리기 2초 / 멈추기 2초 / 되돌아가기 2초

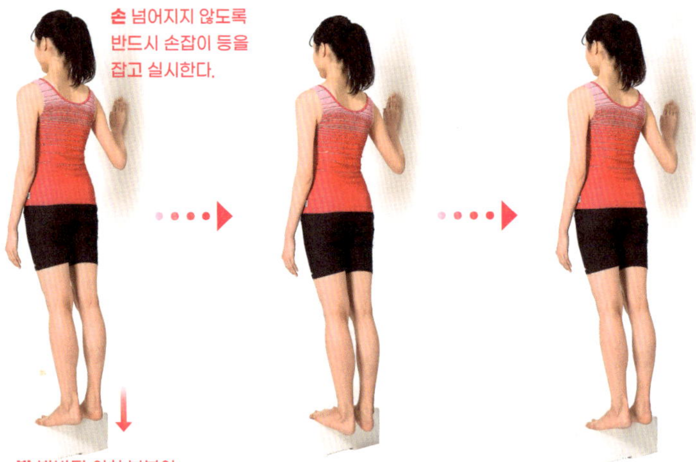

1 발 앞부분은 받침대 등 단차가 있는 곳 위에,
발의 뒷부분은 허공에 뜬 상태에서 2초 동안 천천히 뒤꿈치를 내린다.

2 단차 위에서 뒤꿈치를 내린 자세를 2초 동안 유지한다.

3 내린 뒤꿈치를 2초 동안 천천히 처음 상태로 되돌린다.

혈류 상승 1분 체조

하프 스쾃

1세트 1분

정면

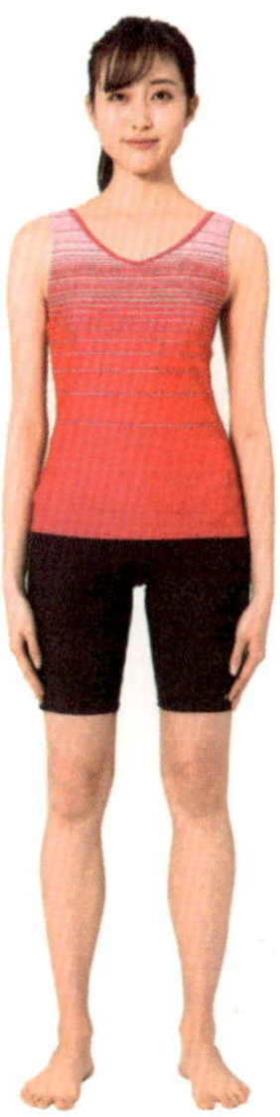

효과

큰 허벅지 근육이 단련되기 때문에 **대사가 향상**되어 **지방이 연소되기 쉬워지고, 비만 개선에 도움**이 된다.

옆

손
앞에 둔 의자 등받이를 잡을 때는 가능한 한 바닥과 수평을 유지한다.

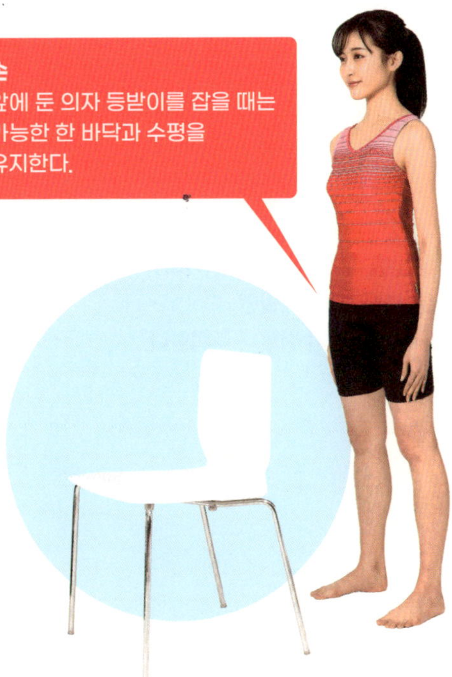

1 다리를 어깨너비로 벌리고 등을 곧게 펴고 선다.
앉을 때 넘어지지 않도록 앞에 지지할 만한 것(의자 등)을 준비해 둔다.

내리기 2초

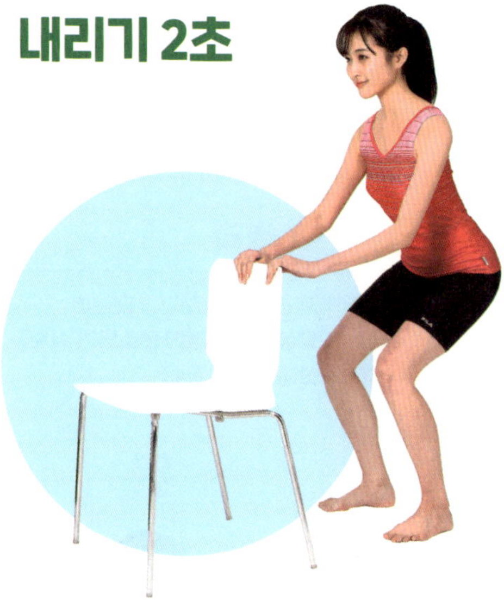

2 의자 등받이 따위를 잡고 등을 구부리지 않고 2초 동안 천천히 엉덩이를 살짝 내린다.

*의자가 들려 뒤로 넘어질 수도 있으니 의자에 힘을 싣지 말고 가볍게 몸을 지지하는 정도로 한다.

NG!

몸을 낮출 때 무릎을 구부리거나 발끝보다 앞으로 내밀면 무릎이 손상되기 쉬우니 주의한다.

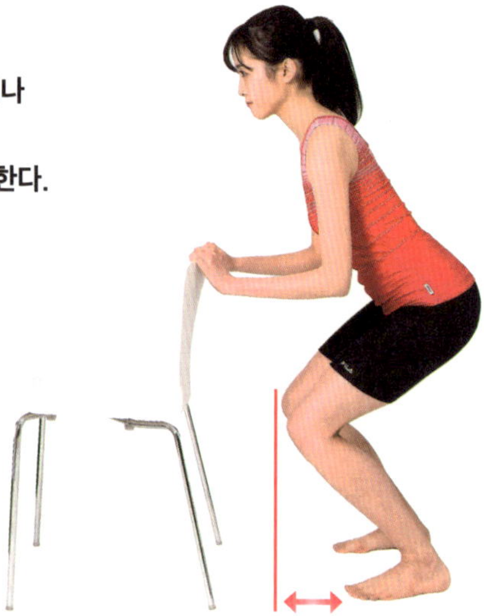

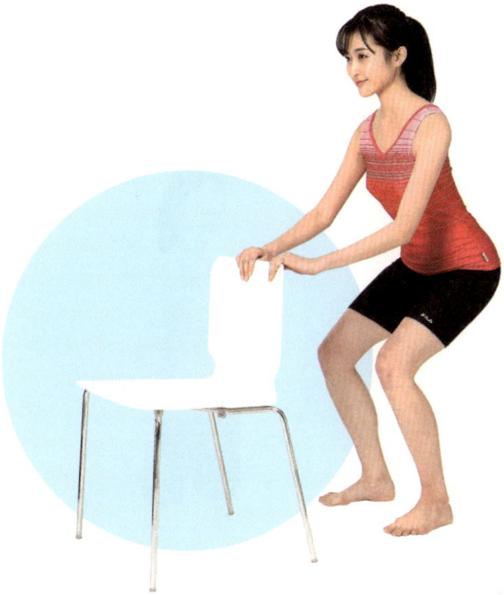

멈추기 2초

3 살짝 앉은 자세를
2초 동안 유지한다.

되돌리기 2초

4 앉은 자세에서 2초에 걸쳐
천천히 일어선 상태로 되돌아간다.

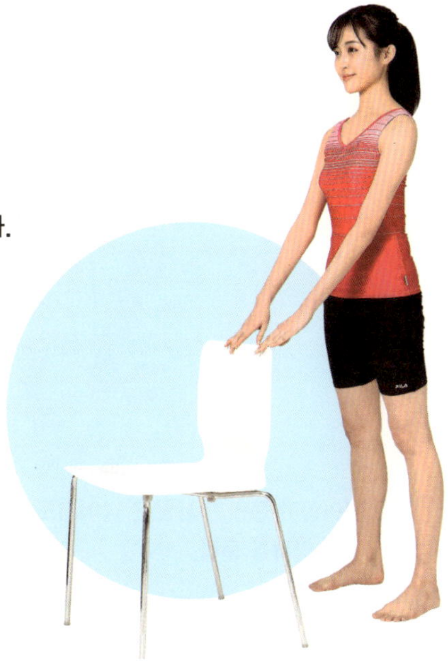

①~④ 10회 반복을 1세트로 1분
아침 저녁으로 1세트씩 실시

주의

뒤로 넘어질까 불안하다면

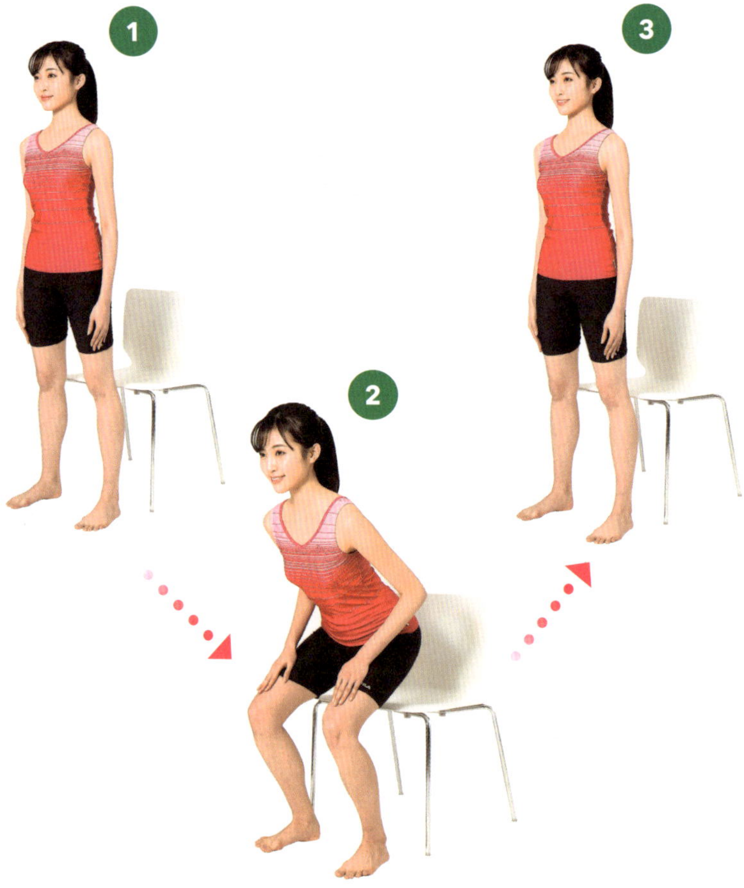

1 뒤로 넘어질까 불안한 사람은 넘어져도 앉을 수 있도록 미리 뒤에 의자를 둔다.

2 살짝 몸을 낮추어 의자 좌판에 엉덩이가 닿을 듯 말듯 한 자세를 유지한다.

3 앉은 자세를 천천히 되돌려 ①의 자세로 돌아간다.

칼럼

고혈압 개선의 급소 장딴지

제2의 심장이라고 불리는 장딴지에는 수축과 팽창을 반복함으로써 정맥의 혈류를 촉진하는 '비복근'과 '가자미근'이라는 두 종류의 근육이 있다.

두 근육 모두 걷는 데 중요한 아킬레스건과 이어져 있어서 약해지면 발목이 잘 움직이지 않아 보행에 지장이 생기며, 쥐가 나기 쉽다. 특히 고령자는 자다가 쥐가 나기 쉬우므로 혈압에 영향을 주는 수면의 질을 지키기 위해서도 장딴지 근육이 약해지는 것을 방치해서는 안 된다.

근육은 순발력이 뛰어나서 무산소운동에 적합한 '속근'과 지구력이 뛰어나서 유산소운동에 적합한 '지근' 두 종류로 나눌 수 있다. 속근은 단련하면 근섬유가 굵어지지만, 지근은 단련해도 근섬유의 굵기가 그다지 달라지지 않는다. 처음에 소개한 비복근은 급격한 운동에 대응하는 속근의 비율이 높고, 반대로 가자미근은 자세 유지 등에 기능하는 지구력이 뛰어난 지근 비율이 높다.

이 장에서 소개한 2초 뒤꿈치 들기로 장딴지 근육을 구성하는 비복근과 가자미근 중 어느 하나만 단련하는 것이 아니라 양쪽 근육을 균형 있게 단련하면 오래 걸어도 피로하지 않을 뿐 아니라 넘어질 위험도 줄일 수 있다.

또한 장딴지 근육을 단련하면 체내의 노폐물이나 여분의 수분을 회수하는 림프액 순환이 좋아진다는 것도 밝혀졌다.

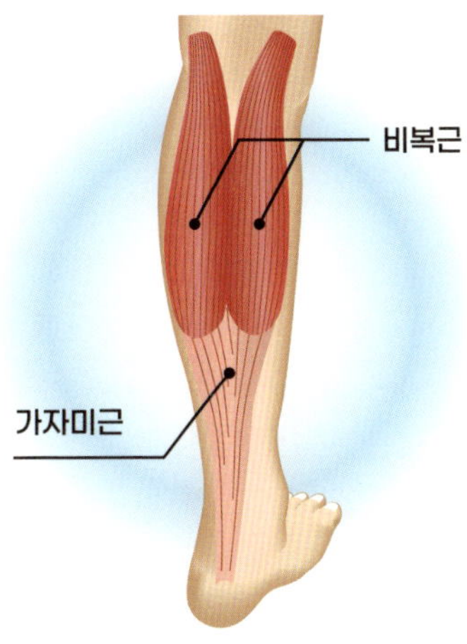

비복근 내측 비복근과 외측 비복근의 두 가지 근육으로 구성되어 있다.
가자미근 비복근 아래 이어진 근육이다. 단련하면 계속 서 있거나 오래 걸어도 쉽게 피로해지지 않는다.

3

해가 갈수록 굳는 혈관을 유연하게 하는 '혈관 나이 되돌리기 1분 체조' 뇌졸중, 동맥경화 예방에 효과가 크다

감수

지치의과대학교 명예교수 **시마다 가즈유키**

참고문헌

《혈압서지에 살해되지 않는 50가지 방법》, 시마다 가즈유키, 지유고쿠민샤.

《내피세포가 활성화되는 식습관으로 평생 끊어지지 않고 막히지 않는 강한 혈관을 만드는 책》, 시마다 가즈유키, 나가오카쇼텐.

'혈관 나이 되돌리기 1분 체조', 나이를 먹을수록 약해지는 혈관을 강하고 부드러운 혈관으로 되돌리면 혈압이 떨어진다!

뇌졸중이나 심근경색 같은 순환기 질환은 과거에는 70대 이상 고령자의 병이었다. 하지만 최근 들어서는 왕성한 활동을 하는 40~50대가 돌연사하는 원인이 되기도 한다. 이것은 칼로리가 높은 식품을 자주 먹게 된 데다 자동차와 대중교통이 보편화되면서 옛날보다 운동량이 줄어든 현대인의 생활 습관으로 인해 혈관이 노화된 탓이다. 뇌졸중과 심근경색은 뇌나 심장이라는 장기 자체가 아니라 그 장기들을 지나는 혈관에 문제가 있기 때문에 발생한다.

예를 들면, 심장의 근육에 산소와 영양소를 보내는 굵은 동맥을 관상동맥이라 하는데, 심근경색은 관상동맥의 안쪽이 노화로 좁아지고 혈전 때문에 혈류가 막혀서 심장을 움직이는 근육의 세포가 괴사하는 것을 말한다. 최종적으로 죽음에 이르기도 한다.

혈관은 몸속에 있어서 변화를 눈으로 확인할 수 없는데다 불편감이나 통증 같은 자각증상이 나타나지 않기 때문에 개선하려는 노력을 게을리하게 되어 순식간에 노화가 가속화된다. 실제 나이가 40대인데 혈관 나이는 70대인 경우도 현대에는 그리 드물지 않다. 후생노동성이 실시한 인구동태통계

(2020년)에 따르면, 40대의 사망 원인 6위가 심근경색을 포함한 심장질환이고, 4위가 뇌졸중을 포함한 뇌혈관질환이다. 전 세대를 아울러 보아도 2위가 심장질환, 4위가 뇌혈관질환이었다.

심장질환이나 뇌혈관질환 리스크를 줄이기 위해서 어떻게 하면 혈관의 노화를 개선할 수 있을까? 우선 혈관 노화가 진행되는 흐름을 살펴보자.

건강한 혈관은 혈압의 변화에 대응할 수 있도록 고무처럼 말랑하고 유연한데 그런 유연성은 나이가 들수록 사라진다. 이를 악화시키는 것이 고혈압, 지질이상증(고지혈증), 고혈당 증상이다.

구체적으로는 염분을 과다 섭취해서 고혈압이 되면 강한 압력을 받게 되는 혈관 벽이 두껍고 딱딱해지며 내피세포도 손상되기 쉬워진다. 이것이 '동맥경화'라고 불리는 상태인데, 이렇게 되면 손상된 틈으로 내막에 이물질이 끼어들기 쉬워져 결과적으로 내피세포는 혈액으로부터 나쁜 물질이 들어오지 않도록 막는 필터 역할을 해내지 못하게 된다.

손상된 내피세포를 통과하는 대표적인 이물질이 나쁜 콜레스테롤, LDL 콜레스테롤이다. 지질이상인 경우에 LDL 콜레스테롤이 많은데, 동맥경화의 초기 병변인 아테롬성 플라크(혈관 내의 융기)는 내막에 LDL 콜레스테롤이 들어가면서 형성되는 것이다.

또한 고혈당 혈액 속에 생기는 종말당화산물(AGE)이 플라크에 들어가면 동맥경화 증상이 악화된다.

동맥경화가 진행된 '노화한 혈관'

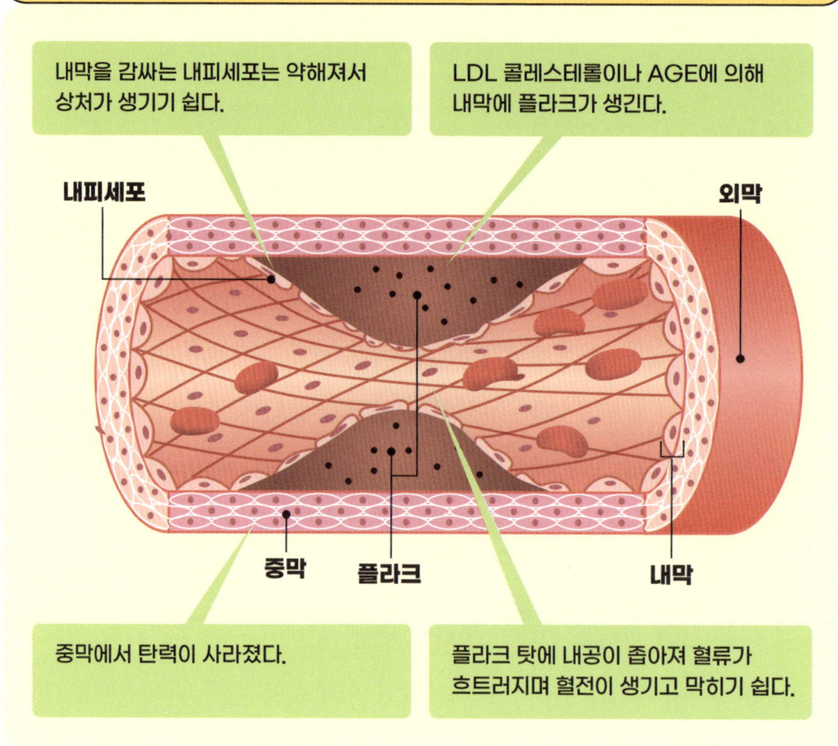

40대부터 심장질환이나 뇌혈관질환으로 죽는 사람이 늘어나는 원인은 운동 부족이다. 즉 운동이 부족해 근육이 약해지면서 기초대사가 떨어져 중년의 비만이 본격화되어 혈관의 노화가 빨라진 것이 중요한 요인 중 하나이다. 특히 여성은 나이가 들수록 여성호르몬 분비가 줄어들어서 체지방이 쌓이기 쉬우므로 주의해야 한다. 동맥경화가 악화되면 두껍게 굳은 혈관 벽이 파열되기 쉬워지며 플라크가 거대해져 혈류가 점점 약해진다. 이 플라크가 파열되면 관상동맥에 혈전이 생겨 혈관이 좁아지거나 막히면서 뇌경색이나 심근경색을 일으키게 된다.

그런 사태를 피하려면, 평소 식사에 신경을 써서 혈액 속 LDL 콜레스테롤과 혈당 수치를 낮추어야 함은 물론이고, 강한 혈관을 만들기 위한 혈관 관리가 중요하다. 혈관 관리에서 중요하게 생각해야 하는 것이 혈관 안쪽에서 필터 역할을 하는 내피세포이다.

내피세포는 혈액에서 나쁜 이물질을 걸러내는 필터 역할을 할 뿐 아니라, 제4장에서 자세히 설명하겠지만, 혈관을 건강하게 유지하기 위한 NO(일산화탄소)를 스스로 만들어내서 활용하는 작용도 담당한다.

NO는 자동차 배기가스에도 들어 있지만, 내피세포가 만들어내는 NO는 혈관의 벽에 자극을 주어 벽을 넓히는 작용을 하며 혈관 내강을 넓힌다. 그 결과 혈압이 떨어지고 혈관에 가해지는 부하가 낮아진다. 또 NO가 혈액 속으로 방출되면 혈액이 쉽게 굳지 않아 혈전이 잘 생기지 않게 된다. 내피세포가 건강하면 혈관도 건강도 젊음을 유지할 수 있는 것이다.

인체의 외측을 감싸는 피부가 28일 주기 턴오버(신진대사)로 새로운 피부로 바뀌듯 내피세포도 약 1,000일에 걸쳐서 바뀐다. 즉 현재 내피세포 상태가 엉망이더라도 꾸준히 혈관 관리를 하면 다시 필터 역할을 할 수 있게 된다. 그래서 내막에 들어가려 하는 LDL 콜레스테롤을 비롯한 나쁜 물질을 차단하기 때문에 이미 만들어진 플라크를 줄이기도 하고 강해진 내피세포가 플라크 파열을 방지해주기도 한다. 혈관 자체도 어느 정도 젊음과 건강을 되찾을 수 있는 것이다.

그러기 위해서는 ①혈압을 높이는 요소를 줄이고 ②내피세포를 손상시키는 요소를 줄이고 ③혈류가 좋아지는 환경을 만드는 혈관케어가 중요하다. 이 중 ①과 ③은 염분을 줄이거나 지질이 적은 식사와 적절한 운동으로 비만을 해소하거나 예방함으로써 실현할 수 있다. ②를 실현하려면, 흡연이나 과도한 음주 등을 삼가고 스트레스가 쌓이지 않은 생활을 하며 체내의 노화를 가속화시키는 '활성산소'를 줄여야 한다.

그중에서도 중요한 것이 적당한 운동이다. 약간 땀이 날 정도의 가벼운 운동으로 혈류가 좋아지고 혈액이 원활하게 흘러서 내피세포에도 좋은 자극이 가해지고 혈관의 세포가 활성화되어 강해진다.

근력이 약해지기 쉬운 고령자에게 권하고 싶은 운동은 걷기와 근육을 늘여 유연성을 높이는 스트레칭, 그리고 운동기능과 혈류를 향상시키는 근력 트레이닝인데, 이번 장에서는 강한 혈관을 만드는 데 적합한 '혈관 나이 되돌기기 1분 체조'를 소개한다.

혈관의 노화도는 혈압을 비롯한 LDL 콜레스테롤이나 혈당 등 건강진단 혈액검사 결과의 수치를 보면 어느 정도 파악할 수 있다. 구체적으로는 아래 표의 항목과 수치가 혈관의 노화를 나타내는 지표가 되는데 건강진단에서 적신호 내지 황신호에 해당하는 수치가 나온 경우는 주의해야 한다.

혈관질환의 위험도 기준

	적신호 ~ 황신호	황신호에 가까운 청신호
혈압	최고혈압 140mmHg 또는 최저혈압 90mmHg	최고혈압 130~139mmHg 또는 최저혈압 85~89mmHg
공복혈당	126mg 이상	110~125mg 이상
당화혈색소	6.5% 이상	5.6~6.4%
LDL 콜레스테롤	140mg 이상	129~139mg 이상

*각종 검사 항목의 진단기준치를 따름.
*당화혈색소는 국제표준치(NGSP)의 검사치임.

혈관 나이 되돌리기 1분 체조

팔 흔들며 제자리걷기

1세트 1분

효과

다리와 함께 팔도 크게 움직임으로써
근육을 신축시킬 뿐 아니라
전신의 혈류를 촉진할 수 있다.

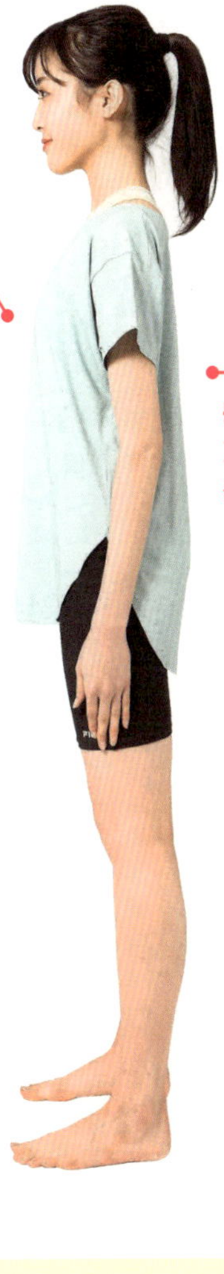

가슴
등을 곧게 펴기 위해
가슴을 너무 내밀지 않도록 한다.

등
가슴을 너무 내밀면
등이 젖혀지니 주의한다.

1 두 발을 어깨너비 정도로 벌리고
등을 곧게 펴고 선다.
두 손은 펴서 몸에 붙인다.

주의

한쪽 다리로 섰을 때
몸이 휘청거린다면 손잡이나
의자의 등받이를 잡고
실시한다.

팔
들 수 있는 높이까지만
들어도 좋다.

다리
가능한 한 허벅지가 바닥과
평행이 되도록 무릎을 구부린다.

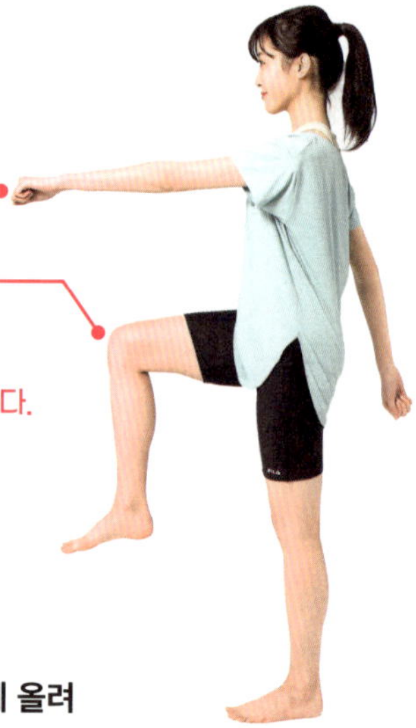

올린다 1초

멈춘다 1초

2 바닥과 평행이 되도록
왼팔과 오른다리를 동시에 올려
그 자세로 1초 동안 유지한다.

3 오른팔과 왼다리(②와 반대쪽 팔다리)를
동시에 올려 1초 동안 유지한다.

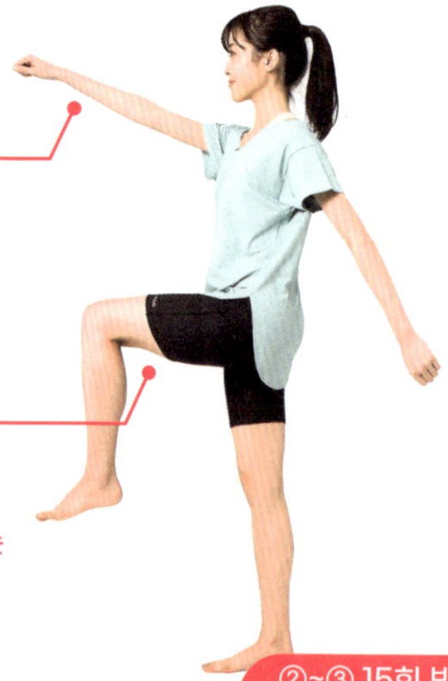

올린다 1초

멈춘다 1초

팔
익숙해지면
크게 휘두른다.

다리
높이 올릴 수 있더라도
허벅지가 바닥과 평행이 되는
높이까지만 올린다.

②~③ 15회 반복이 1세트로 1분
2분 정도 쉰 후 다음 동작으로

쉬운 의자 스쿼트

1세트 1분

효과

허벅지 근육을 단련함으로써 **기초대사를 높이고 유산소운동에 필요한 다리 힘을 유지**할 수 있다.

1 두 발을 어깨너비 정도로 벌리고 그대로 앉을 위치에 둔 의자 앞에 등을 곧게 펴고 선다.

주의

균형을 잃고
넘어질 우려가 있다면
손잡이, 책상, 다른 의자
등받이 등을 붙잡고 한다.

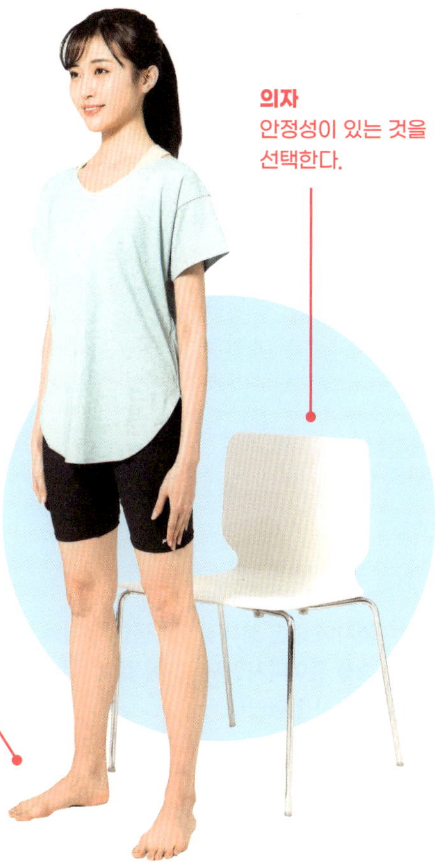

의자
안정성이 있는 것을
선택한다.

발끝
살짝 바깥 쪽을 향한다.

내리기
2초

2 등을 펴고 숨을 내쉬면서
2초에 걸쳐 천천히 엉덩이를 내린다.

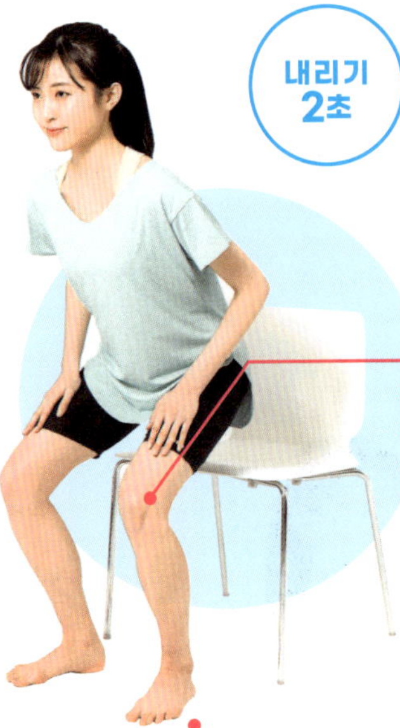

무릎
구부린 무릎이 발끝보다
앞으로 나가지 않도록 주의한다.

뒤꿈치
발뒤꿈치에 중심을 두고
의자에 엉덩이를 내리듯이

멈추기
2초

서기
2초

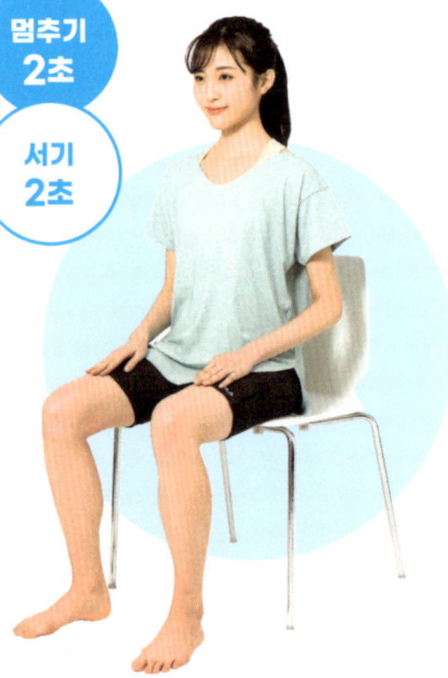

3 의자에 앉은 상태를 2초 동안 유지하고
숨을 들이마시면서 2초에 걸쳐
천천히 일어난다.

①~③ 10회 반복이 1세트로 1분
호흡이 안정될 때까지 쉰 후 다음 동작으로

혈관 나이 되돌리기 1분 체조

다리 올리기 1분 운동

1세트 1분

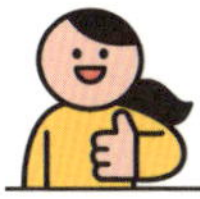

효과

복근과 몸통 주위 근육을 단련하여 혈류를 촉진할 수 있다.
다리를 올리기 때문에 **허벅지 뒤쪽 근육도 단련**된다.

1 똑바로 누워서 무릎을 세운다. 양손은 가볍게 벌려 바닥에 댄다.

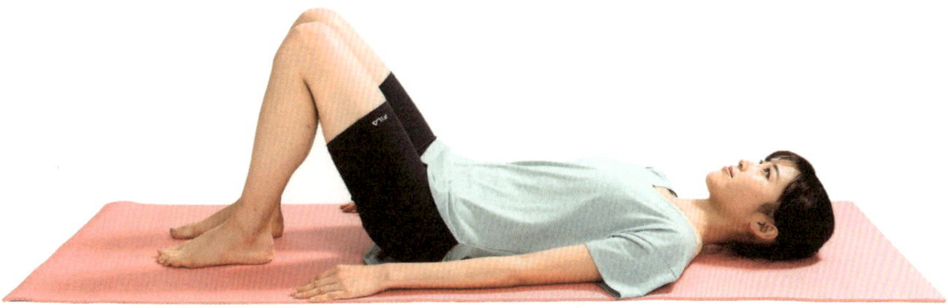

허리
바닥과 허리 사이에 틈이 생기는데
몸을 바닥에 누르면서 무리하게 없앨 필요는 없다.

2 배에 힘을 주면서 천천히 2초에 걸쳐
두 다리를 가슴으로 끌어당기고 그 자세를 2초 동안 유지한다.

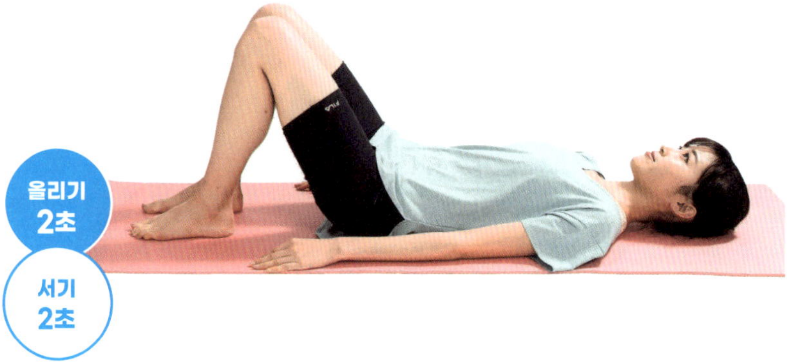

3 2초에 걸쳐 두 다리를 ①의 상태로 되돌린다.

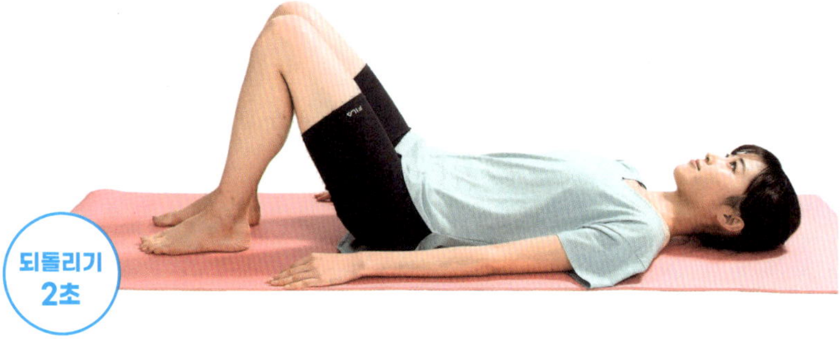

①~③ 10회 반복이 1세트로 1분
호흡이 안정될 때까지 쉰 후 다음 동작으로

비고

다리를 자력으로 올릴 수 없는 경우

무릎 뒤에 깍지를 끼거나 허벅지 뒤를 밀어서 2초에 걸쳐 두 다리를 들어올린다.

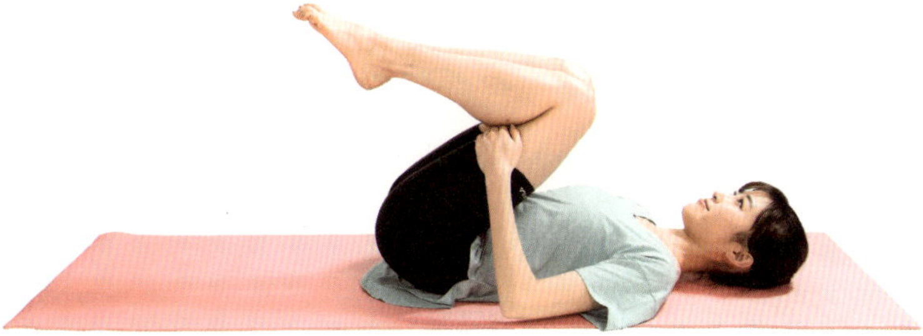

무릎 뒤에서 손을 빼내어 무릎을 감싸고 그 자세를 2초 유지한다.

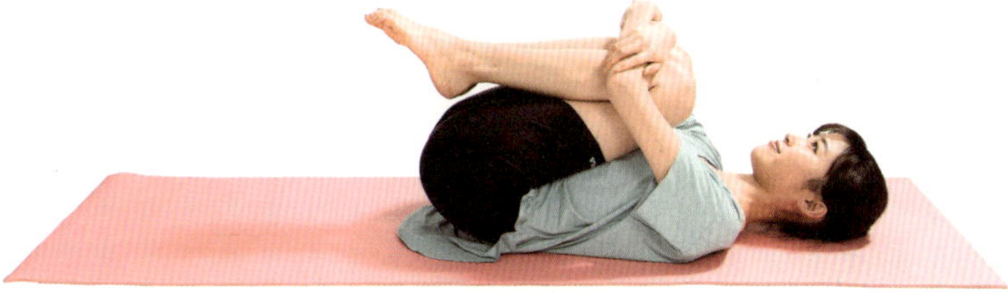

주의 통증이 느껴진다면 두 다리를 가슴으로 끌어올 필요는 없이 올릴 수 있는 높이까지만 하면 된다.

비고

두 다리를 동시에 올릴 수 없는 경우

1 똑바로 누워서 오른다리는 뻗고 왼다리는 구부려서 배에 힘을 주어 천천히 2초에 걸쳐 가슴으로 당기고, 그 자세를 2초 동안 유지한다.

주의 자력으로 다리를 올릴 수 없는 경우는 손으로 들어올려도 좋다.

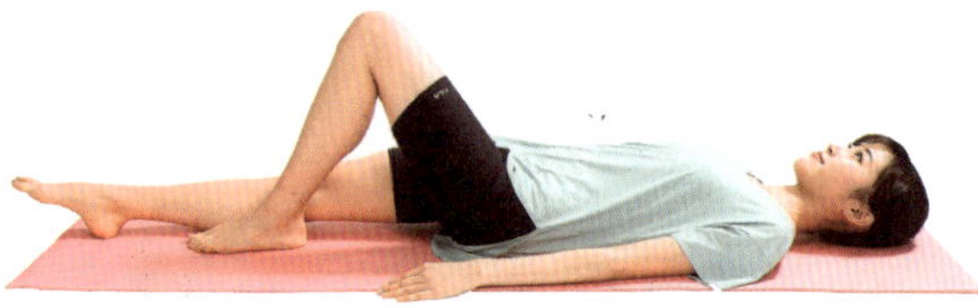

올리기 2초

멈추기 2초

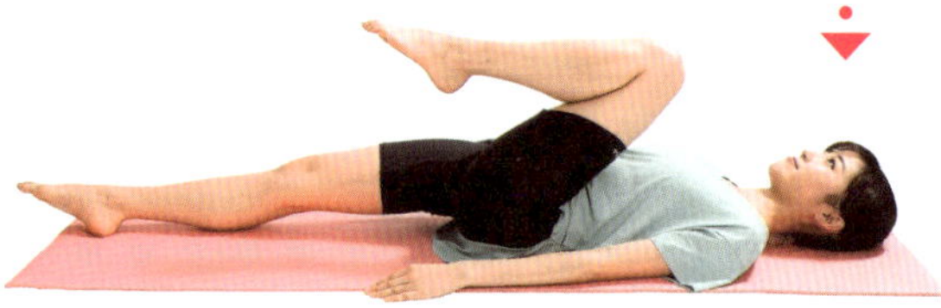

2 왼다리를 2초에 걸쳐 천천히 가슴에서 떼어 이번에는 오른다리로 동일하게 반복한다.

되돌리기 2초

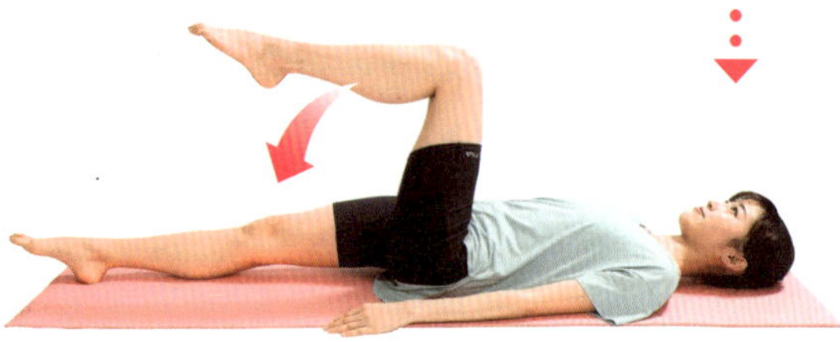

혈관 나이 되돌리기 1분 체조

에어 배영

1세트 1분

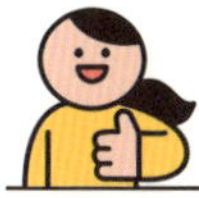

효과

전신의 근육을 움직여 단련할 수 있게 되어
전신의 혈류를 좋게 만들 수 있다.

1 머리부터 발까지 곧게 펴고 똑바로 눕는다.

다리
발을 모으되 발끝은 바깥을 향해도 좋다.

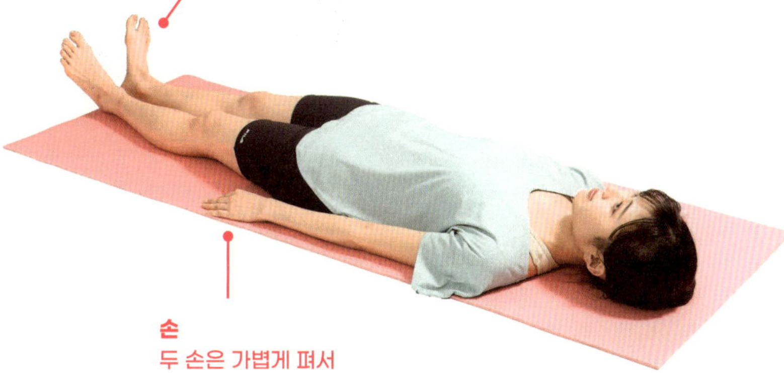

손
두 손은 가볍게 펴서
바닥에 붙인다.

주의 네 종류의 '혈관 되돌리기 1분 체조'는 소개된 순서대로 하는 것이 이상적이지만, 시간이 없을 때는 원하는 운동 한 종류만 해도 좋다.

2 반원을 그리듯 오른손을 천천히 3초에 걸쳐
머리 위로 뻗고 동시에 왼다리도 3초에 걸쳐 올린다.

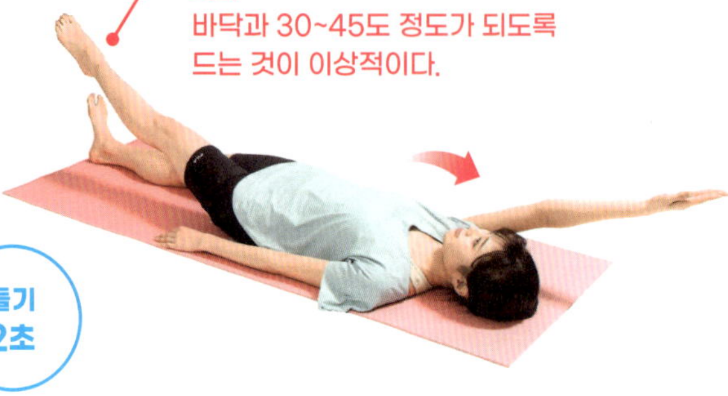
다리
바닥과 30~45도 정도가 되도록
드는 것이 이상적이다.
들기
2초

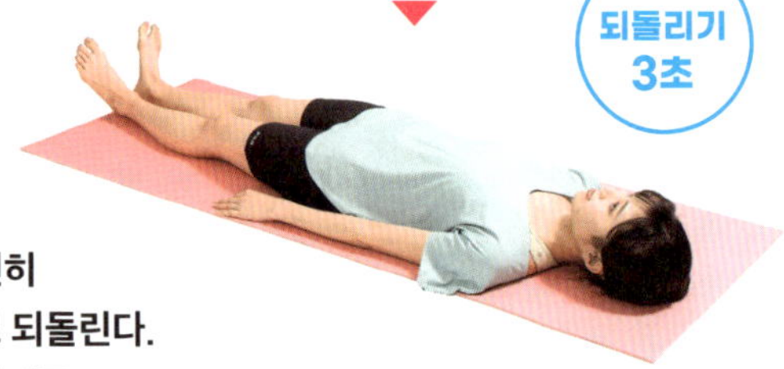

3 오른팔과 왼다리를 천천히
3초에 걸쳐 ①의 상태로 되돌린다.
이번에는 왼팔과 오른다리로
②의 동작을 반복한다.

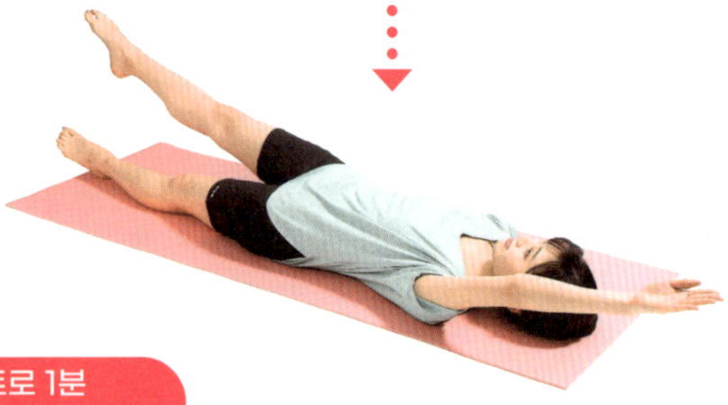

②~③ 5회 반복을 1세트로 1분
몸 상태에 따라 2~3세트 실시한다.

사례 보고

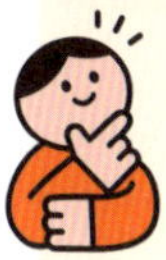

네 종류의 혈관 나이 되돌리기 1분 체조를 한 후 혈압은 정상이 되고, 체중은 6kg 줄었으며, 혈당 수치도 154mg에서 104mg으로 떨어졌다

이토 다이치 씨(가명, 67세)는 45세 무렵부터 고혈압, 당뇨병, 지질이상증이 나타났고, 건강검진의 심전도 검사에서 좌심실 비대가 확인되었다. 이것은 고혈압이 원인이 되어 일어나는 증상의 하나로, 전신에 혈액을 돌게 하는 좌심실의 심근이 비대해졌다는 의미이다. 고혈압이 계속되면 심근은 점점 비대해져 좌심실 벽이 두꺼워지고 돌연사 리스크가 커진다. 그 때문에 복약치료를 시작했지만 7가지 약을 복용해도 혈압은 최고 140mmHg, 최저 80mmHg, 혈당은 당화혈색소 7.2~9.0퍼센트여서, 혈관병의 위험도를 나타내는 검사 결과의 기준에서 보면 결코 안심할 수 있는 수치는 아니었다([혈관질환의 위험도 기준] 참조).

정년퇴임을 맞으면서 노후 건강을 진지하게 고민하던 이토 씨는 식사량을 위의 80퍼센트 정도만 채우는 정도로 줄이고 비타민과 항산화물질이 풍부한 채소를 매일 섭취했고, 음주는 적당히 삼가면서 매일 45분 동안 걷는 등 생활 습관을 개선하려고 노력했다.

하지만 비가 오는 날은 나가기 쉽지 않았고, 다른 볼일이 있어 걸을 시간을 확보하지 못하는 날도 있었다. 그런 날에는 무리하지 않고 걷기 대신 실내에서 할 수 있는 '혈관 나이 되돌리기 1분 체조'를 했다.

이런 생활을 반년 정도 계속한 결과 체중은 약 3kg 줄었고, 혈압도 최고혈압이 기준치를 넘긴 144mmHg에서 정상치인 119mmHg로, 공복혈당도 154mg에서 104mg으로 낮아졌고, 고혈압과 당뇨병 증상이 개선되었다.

퇴직 후 시간이 자유로워진 이토 씨와 달리 현역으로 일을 하고 있는 사람은 매일 걷는 시간을 확보하기가 어려울 수도 있지만, 출퇴근 시간에 20분씩 걷는 등 걸을 기회를 늘리고 부족한 운동을 혈관 나이 되돌리기 1분 체조로 보충하는 것이 좋다.

이토 씨의 검사 수치 변화

	개선 전	개선 후
체중(kg)	81.6	78.5
혈압(mmHg)	144/84	119/82
공복혈당(mg)	154	104
당화혈색소 (%)	8.5	6.4
LDL 콜레스테롤	121	108

칼럼

Q 혈압의 급상승을 피하는 비결은?

A 우리 생활에는 혈압을 급상승시키는 리스크가 많이 숨어 있다. 대표적인 리스크부터 의외인 것까지 살펴보자.

스트레스

혈압을 안정시키는 데는 자율신경 난조가 큰 적인데, 스트레스를 느끼면 교감신경의 작용이 강해지고 혈관이 수축하여 혈압이 올라간다. 게다가 스트레스를 받을 때 부신에서 분비되는 '카테콜아민'이라는 호르몬에는 혈액을 응고시키는 작용이 있어 혈전이 생기기 쉬워진다. 그 때문에 가능한 한 스트레스를 쌓지 않는 것이 좋고, 스트레스가 쌓였을 때를 대비해 자신에게 맞는 해소법을 발견하는 것도 중요하다.

온도차

추위는 혈압을 올리는 요인이다. 특히 겨울에 목욕할 때는 따뜻한 방에 있다가 온도가 낮은 탈의실이나 욕실에서 옷을 벗는다거나, 따뜻한 물로 덥혀진 몸이 급격하게 식는 일이 생길 수 있어서 뇌졸중이나 심근경색의 리스크가 높아진다. 따라서 겨울에는 탈의실과 욕실 온도를 가능한 한 따뜻하게 하고, 욕실에서 나올 때는 재빨리 옷을 걸쳐서 온도차를 많이 느끼지 못하게 해야 한다.

일반적인 주거 공간에서는 난방이 설치되지 않은 화장실이 많아 방과 온도차가 큰 경향이 있다. 차가운 변기에 앉거나 대변을 볼 때 힘을 주는 사이에도 혈압이 올라가게 되니 조심해야 한다.

놓치기 쉬운 온도차로는 수돗물이 있다. 겨울에는 아무래도 수온이 떨어져 차가운 물을 쓸 때 추위를 느끼면서 혈압이 올라갈 수 있다. 그러니 얼굴이나 손을 씻을 때 미지근한 물을 사용하고, 쌀을 씻을 때 맨손 대신 거품기 등 도구를 사용하는 것도 좋다.

불규칙한 식사

고혈압 대책뿐 아니라 규칙적인 생활의 일환으로 1일 3식, 즉 아침, 점심, 저녁 식사를 가능한 한 같은 시간에 하는 것이 이상적이다. 이것은 자율신경의 작용을 좌우하는 체내시계 유지와도 관련이 있기 때문이다.

특히 아침을 건너뛰면 장의 연동운동이 일어나기 어려워져서 대변을 보기 힘들어진다. 그 결과 변비가 되면 장내환경이 악화하는 데다가 배설을 위해 강하게 힘을 줌으로써 혈압이 높아지기도 한다.

한 끼를 건너뛰어 공복이 심해지면 다음 식사에서 필요 이상으로 먹게 되고, 혈당이 급상승하여 비만 리스크도 높아지고, 혈관의 노화도 진행되니 주의해야 한다.

한편 위 속 음식이 전부 소화된 상태가 아니면 잠자는 동안 부교감신경의 작용이 악화되어 수면의 질이 떨어진다. 음식을 소화하는 데는 3시간 정도가 걸리므로 잠들기 3시간 전까지 저녁 식사를 마치지 못했다면 평소보다 식사량을 줄이고 소화하기 힘든 음식은 먹지 않는 방식으로 조절하는 것이 중요하다.

소화에 걸리는 시간

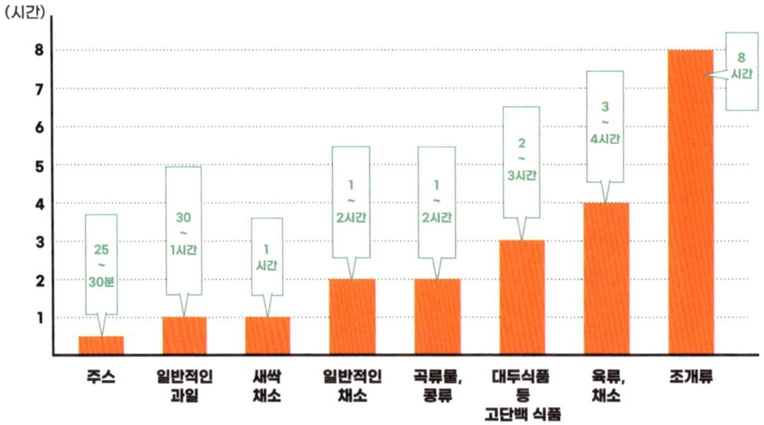

*출처: 사소 아케미, 《효소로 살이 빠지는 로우푸드 다이어트!》(아스펙트)를 참고로 작성함.

Q 유산소운동과 무산소운동이란?

A '유산소운동'이란 근육에 비교적 약한 부하를 가하면서 숨이 차지 않는 정도로 계속할 수 있는 운동이다. 호흡을 통해 체내에 들어간 산소를 소모하며 식사로 섭취한 당질과 지질, 그리고 체지방을 소비하기 때문에 다이어트 효과가 높은 운동이라고 할 수 있다.

한편 '무산소운동'이란 근육에 순간적으로 강한 부하를 가하는 운동이나 숨이 가쁠 정도의 격한 운동을 가리키는데, 근육 속에 있는 당질의 일종인 글리코겐을 소비하고 산소를 에너지원으로 하지 않는 데서 유래되었다. 유산소운동과 달리 근력을 높이고 기초대사 향상에 효과가 높은 운동이다.

무산소운동은 혈압이 상승하기 쉬운 운동이기 때문에, 혈관을 강하게 만들어서 고혈압, 지질이상증, 고혈당을 예방, 개선하려면 유산소운동이 적절하다.

다만 유산소운동이라고 해도 '힘들다'고 느낄 정도로 계속하면 오히려 혈관 필터의 역할을 담당하는 내피세포의 작용이 저하하니 땀이 배어나는 정도의 운동량으로 제한할 필요가 있다.

유산소운동을 계속하기 위해서는 근육이 중요하므로 근육의 재료가 되는 단백질을 의식적으로 섭취하는 것도 필요하다. 단백질이라고 하면 육류나 생선을 떠올리기 쉽지만 육류에는 당질도 많으므로 두부나 낫토 같은 식물성 단백질이 풍부한 대두 식품을 적극적으로 섭취하는 게 좋다.

대표적인 유산소운동	대표적인 무산소운동
걷기	수영(격한 경우)
슬로우조깅	단거리달리기
수영(가볍게 하는 경우)	달리기
사이클(가볍게 하는 경우)	근력 트레이닝(벤치프레스 등)

4

최신 연구로 찾아낸 고혈압 대책의 구세주, NO를 늘리는 '혈관 확장 1분 체조'

감수

도쿄여자의과대학교 교수 **이치하라 아쓰히로**

참고문헌

《먹는 법, 앉는 법, 자는 법으로 낮춘다! 혈압 리셋술》, 이치하라 아쓰히로, 세카이분카샤.

고혈압 대책의 구세주! 혈액순환이 좋아지는 혈관 확장 가스 'NO'를 늘려라!

최근 혈관의 '구세주'로 주목받는 'NO'라는 물질을 아는가? NO는 일산화질소를 말하는데, 체내에서 혈관을 확장해주는 가스로서 혈압을 낮추는 중요한 역할을 담당하고 있다. NO의 효용성은 그 연구 성과가 노벨상을 받은 것으로도 증명된다. NO는 체내의 모든 곳에서 만들어지고 우리 몸이 정상적으로 기능하도록 다양한 작용을 한다. 크게 나누어 다음 다섯 가지 역할이 있다.

① 혈관을 확장한다

혈류가 빨라지면 혈관 가장 안쪽 막에 있는 내피세포에 '전단응력(마찰하면서 혈액이 흐르는 힘)'이라는 자극이 가해져 NO가 만들어진다. NO가 혈관 중막의 평활근이라는 근육에 작용하여 긴장을 완화시킴으로써 딱딱해지려던 혈관이 넓어지고 혈류가 유연해지며 혈압이 낮아진다.

② 혈압과 혈류를 조정한다

혈전 형성에 큰 역할을 담당하는 '혈소판'이라는 세포의 응집을 억제함으로써 혈류를 좋게 만들고 혈압을 조절한다.

③ 정보를 전달한다

중추신경계에서는 뇌에서 몸으로, 몸에서 뇌로, 신경세포 간 정보전달을 촉진한다.

④ 염증을 억제한다

몸에 염증이 생기면 NO를 만드는 산소가 작용하여 염증을 억제하고 중증화를 방지한다.

⑤ 면역력을 높인다

병원체와 싸우는 대식세포라고 하는 세포에서 NO가 만들어지고 면역력을 높임으로써 병원균과 바이러스를 사멸시킨다.

이처럼 NO는 우리 몸의 미래를 좌우하는 중요한 물질이다. 특히 혈관에서는 더 많은 NO를 생성함으로써 동맥경화를 방지하고 혈압을 낮추며 뇌경색이나 심근경색처럼 생명에 관련되는 질병을 예방할 수 있다.

혈관 노화로 인해 40대가 되면 NO는 절반으로 뚝 떨어진다! '혈관 확장 1분 체조'로 NO를 늘려 혈압을 낮춘다

딱딱해진 혈관을 확장시켜 유연하게 하고 혈압을 낮추는 기능을 가진 혈관 확장 가스 'NO'는 혈관이 노화함에 따라 생산량이 줄어든다.

혈압이 정상인 20대의 NO 생산량을 100퍼센트라고 가정했을 때, 혈관 관리를 전혀 하지 않고 방치하면 30대부터 동맥 주위에 지방이 쌓이기 시작하여 혈관은 조금씩 좁아진다. 마침내 끈적한 지방의 잔해가 쌓여 혈류는 악화일로에 놓이게 되고, 그렇게 40대를 지날 무렵에는 NO의 양이 20대의 절반 정도로 줄어든다. 그러다 60대가 되면 35퍼센트까지 떨어지고, 그에 따라 동맥경화가 심각해져 혈압이 높아지고 뇌경색이나 심근경색 같은 질병이 코앞에 놓이게 되는 것이다.

그렇게 되지 않으려면 운동 습관과 호흡법, 자세, 식사법 등 스스로의 생활 습관을 바로잡아 NO 생산량을 늘려야 한다. 바꾸어 말하면 혈류를 좋게 만드는 방식에 유의하여 생활하면 중년을 지나 고령이 되어도 NO의 양은 얼마든지 늘릴 수 있다.

그럼 어떤 방법이 있을까? 생활 속에서 매일 쉽게 할 수 있는 '혈압 리셋

나이에 따른 혈관 내 NO 생산력 변화

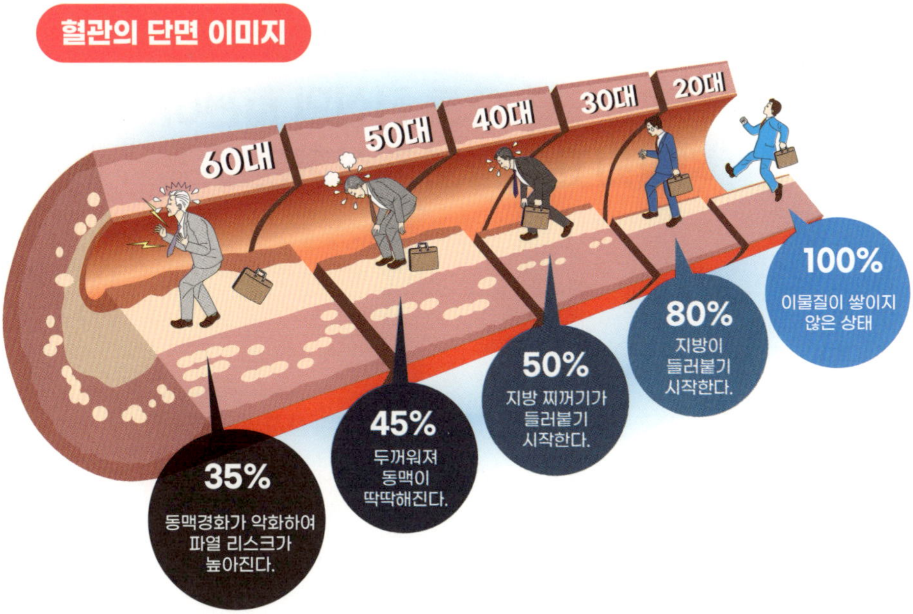

**혈압이 정상수치인 20대에는 혈액이 막힘없이 흘러가지만,
30대 이후로 서서히 지방이 들러붙기 시작하고 혈관이 좁아져서 혈류가 악화된다.
NO의 양도 감소하여 40대가 되면 20대의 절반까지 떨어진다.**

술'이 있다. 가장 먼저 소개할 것은 혈류를 좋게 만들고 NO 생산을 촉진하는 데 도움이 되는 '혈관 확장 1분 체조'이다. 그리고 혈관에 부하를 가하는 염분을 밖으로 배출하기 위한 식사요법도 있다. 이 두 가지를 실행하여 혈압을 리셋할 수 있다.

중요한 것은 요령을 파악하여 생활 속에서 습관화하는 것이다. 매일 전부 실행할 필요는 없다. 가능한 것부터 조금씩 꾸준히 계속함으로써 혈압을 낮출 수 있다.

NO 생산량이 가장 많은 부위는 무릎! 무릎 스트레칭으로 전신의 혈관이 확장되고 혈압도 정상화된다.

혈압을 효율적으로 낮추기 위해서는 무엇부터 시작하면 좋을까?

혈압을 관리하려면 혈관이 유연하게 팽창·수축하도록 유지해야 하며, 그러기 위해서는 혈액을 흐르게 하는 것이 매우 중요하다. 혈액을 흐르게 하기 위해 누구나 바로 도입할 수 있는 방법이 '관절 스트레칭'이다.

성인의 몸에는 206개의 뼈가 있고, 뼈와 뼈를 잇는 것이 관절이다. 턱, 어깨, 팔꿈치, 손목, 무릎, 발목, 손가락 등 관절은 전신에 68개가 있다. 이들 관절을 구부리고 펴고 돌리면 혈류가 좋아지고 혈관이 확장되어 NO가 생성되어 혈압을 정상으로 만들어주는 것이다.

그중에서도 가장 효과가 큰 것이 무릎관절 스트레칭이다. 무릎관절은 인체에서 가장 큰 관절로서, 서고, 걷고, 앉는 일상생활에서 대단히 중요한 역할을 담당한다.

관절 주위에는 많은 근육이 모여 있는데 그중에서도 근육량이 많은 무릎은 스트레칭으로 더 많은 근육을 움직일 수 있다. 1분 동안 스트레칭을 한 후 관절 주위의 혈류량을 조사한 실험에서 무릎의 NO 생산량이 가장 많았다는 결과가 나왔다.

무릎관절 근육은 걸을 때는 체중의 4배, 계단을 오르내릴 때는 체중의 5배 힘이 가해지는데, 무릎관절 근육을 움직이는 것은 중장년에게 일어나기 쉬운 변형성 무릎관절증 등으로 인한 무릎통증을 예방하거나 줄이는 데도 도움이 된다. 무릎이 아프면 움직이기 힘들어진다. 무릎관절 스트레칭으로 혈류를 좋게 만들어 무릎통증을 예방하거나 줄일 수 있다.

1분 스트레칭 후의 혈류량으로 보는 NO 생산력 비교

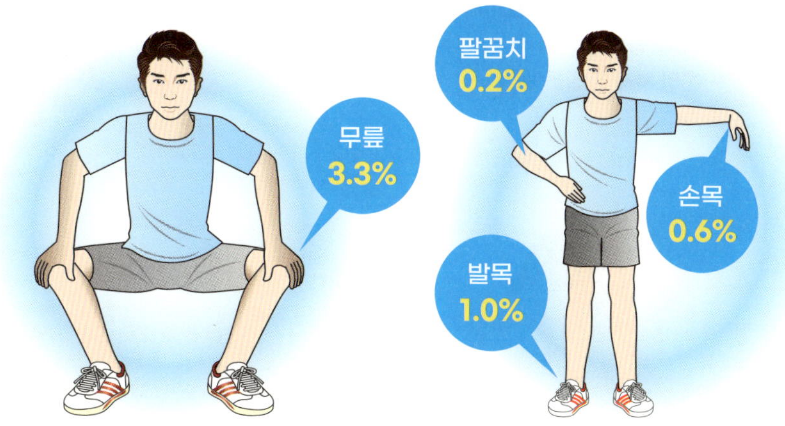

전신의 스트레칭을 1분 동안 실시한 후 무릎, 팔꿈치, 손목, 발목의 혈류량을 계측한 실험에서 근육이 모이는 무릎의 NO 생산력이 가장 높다는 결과가 나왔다.

혈관 확장 1분 체조

1분 무릎 스트레칭

앉아서 하는 스트레칭

1 의자에 살짝 앉아 한쪽 다리를 뻗는다.

2 양손으로 무릎을 누르면서
천천히 무릎 뒤를 늘인다.
20초 동안 유지한 후
①의 자세로 되돌아간다.

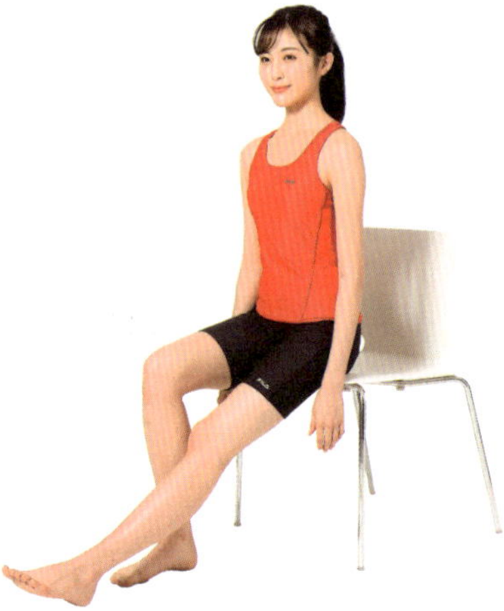

멈추기
20초

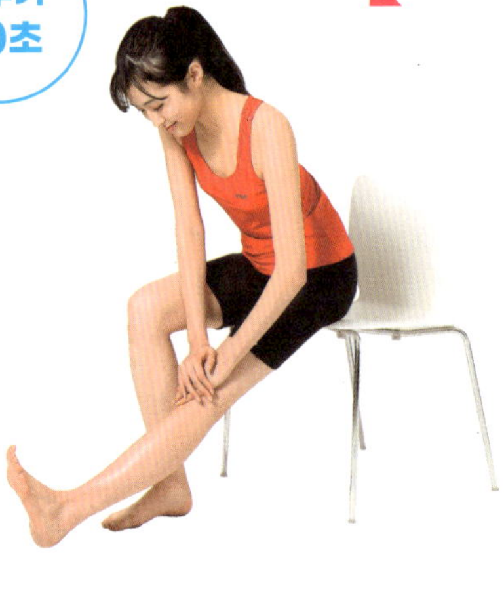

여유가 있다면 양손은 발끝까지 뻗어서
무릎 뒤를 더욱 늘인다.

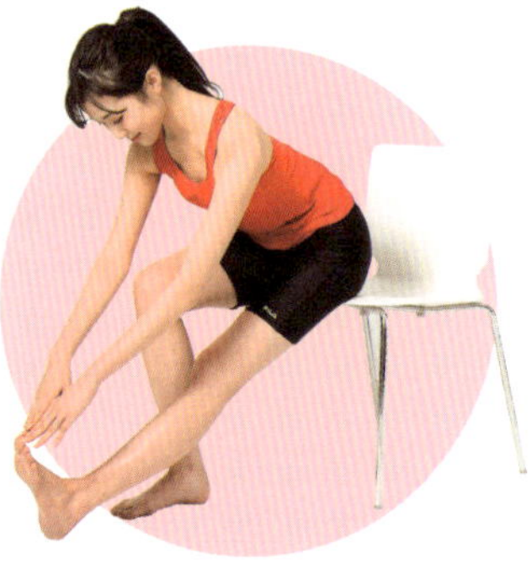

①~②를 좌우 다리를 바꾸어 실시하는 것을 1세트로 1분
몸 상태에 따라 2~3세트 실시

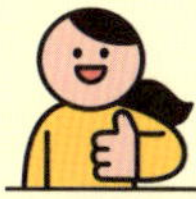

효과

1세트 1분

무릎 근육을 움직임으로써 **혈류를 좋게 하고 NO를 생성**한다.
혈압을 낮추는 동시에 무릎 통증 예방도 가능하다.

서서 하는 무릎 스트레칭

1. 벽을 바라보고 바른 자세로 선다.
2. 다리를 앞뒤로 벌리고 양손을 앞으로 내밀어 벽에 댄다.
3. 천천히 숨을 내쉬면서 팔을 구부려 벽을 밀며 무릎 뒤를 늘인다.
   20초 동안 유지한 후 ①의 자세로 되돌아간다.

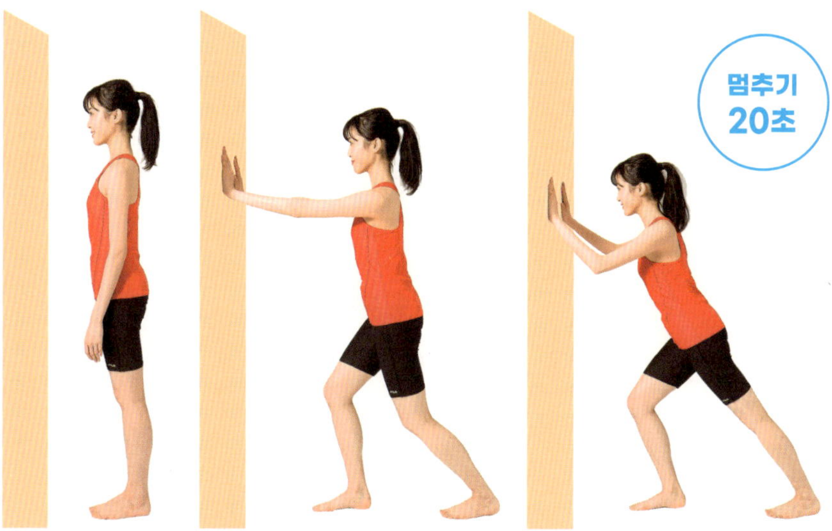

①~③을 좌우 다리를 바꾸어 실시하는 것을 1세트로 1분
몸 상태에 따라 2~3세트 실시

어깨결림과 목 결림을 풀어주면 NO 증가! 혈압조절중추가 정상적으로 작용해 혈압 상승을 막는다

현대인에게 일자목 또는 거북목이라는 단어는 생소하지 않을 것이다. 컴퓨터나 스마트폰이 급격하게 보급되고 데스크워크가 증가하면서 오랜 시간 앞으로 구부린 자세를 계속하게 된 결과 본래라면 유연한 커브를 그려야 하는 경추라는 목의 뼈가 일자로 선 상태를 가리키는 단어이다. 80퍼센트 이상의 사람이 일자목 예비군이라고 하며, 현대병의 일종으로 텔레비전 등 미디어에서 종종 다루는 소재이다.

인간의 골격 중 목의 형태를 부자연스럽게 유지하다 보면 목과 어깨의 근육에 피로가 쌓이게 되고 그로 인해 어깨결림이나 목결림 같은 증상이 일어난다. 축적된 피로물질은 혈관을 눌러 혈액순환을 악화시킨다. 목이 시작되는 부분인 연수에는 혈압을 조절하는 중추가 있는데 어깨결림 등으로 목 라인이 굳으면 혈압조절중추로 가는 혈류가 악화되어 혈압 상승으로 이어진다.

어깨결림이나 목의 통증을 일상적으로 안고 있다면 그것은 혈압 상승의 위험신호일지도 모른다. 목이 앞으로 기울어진 자세를 계속 취하고 있다는 사실을 깨달았다면 컴퓨터나 스마트폰 조작을 일단 멈추고 그 자리에서 어깨와 목 스트레칭을 한다.

우선 등 뒤에서 양손을 깍지 낀 상태로 양어깨를 뒤로 당기고 숨을 내쉬면서 어깨를 끌어내려 10초 동안 유지한다. 다음으로 어깨를 좌우 번갈아 천천히 돌리고 앞뒤로 각각 10초씩 당긴다. 이 조합을 정기적으로 실시해서 혈압조절중추를 풀어준다. 미지근한 물(38~40℃)에서 반신욕을 하면서 실시하는 것도 효과적이다.

일자목과 정상적인 경추 비교

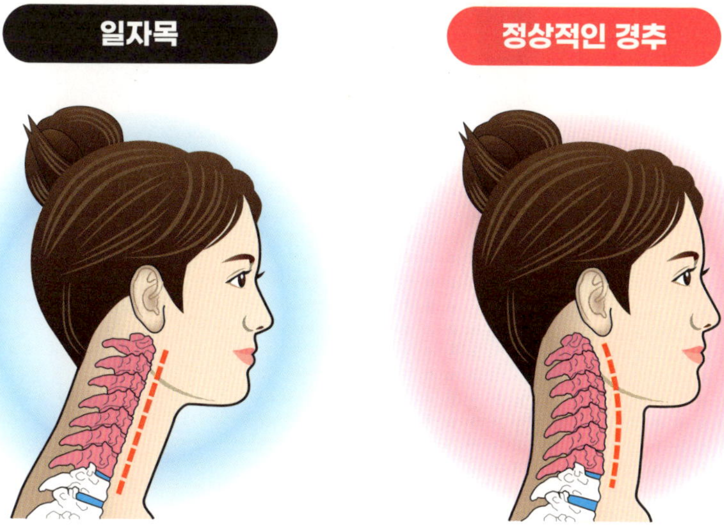

일자목이란 앞으로 기울어진 자세를 오래 지속하여 목의 경추가 본래 가진 부드러운 곡선이 일자가 되어버린 상태를 가리킨다. 스마트폰을 장시간 사용하는 것이 원인인 경우가 많다.

혈관 확장 1분 체조

1분 어깨 · 목 스트레칭

어깨 스트레칭

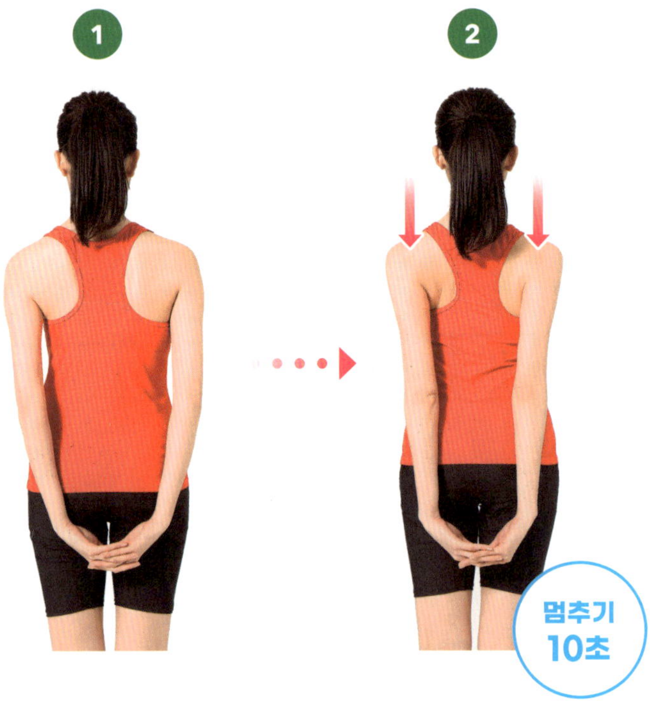

1 두 손을 등 뒤에서 깍지 끼고 팔꿈치를 편다.

2 견갑골을 모으듯 양 어깨를 뒤로 당기고, 숨을 내쉬면서 팔을 내린다.
10초 동안 유지한다.

①~②를 5회 실시 1세트로 1분
몸 상태에 따라 2~3세트 실시

효과

1세트 1분

어깨와 목이 뭉친 것을 풀고 **혈압조절중추로 혈액순환을 촉진하여 고혈압이 예방**된다.

목 스트레칭

1 목을 천천히 오른쪽으로 돌리고
원래 위치로 되돌아온 다음
왼쪽으로 천천히 돌린다.
좌우 번갈아 5회씩 돌린다.

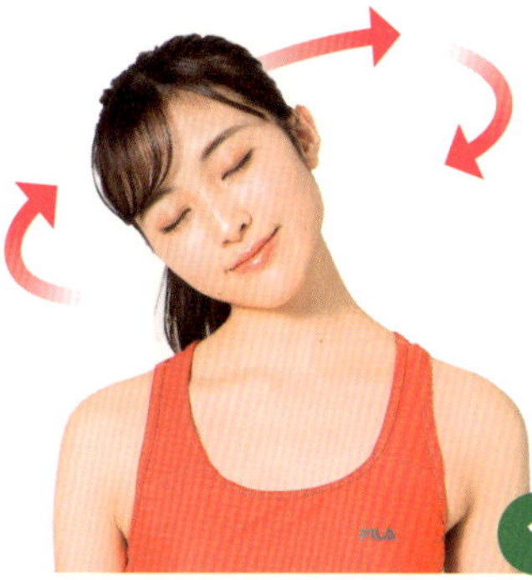

1

멈추기
10초

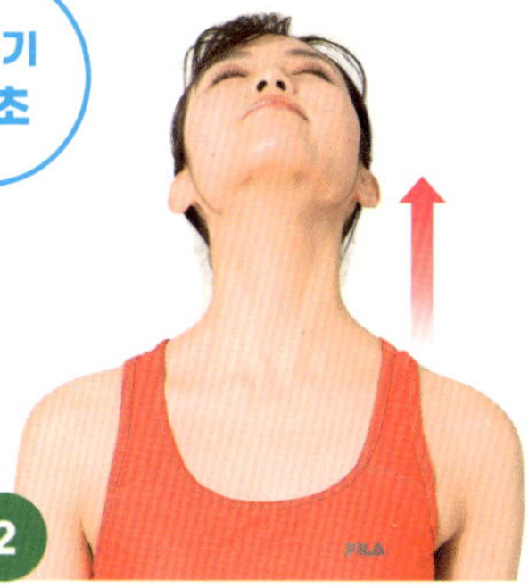

2

2 턱을 들어 목의 앞쪽을 늘린다.
10초 동안 유지한다.

3 턱을 내리고 목의 뒤쪽을 늘린다.
10초 동안 유지한다.

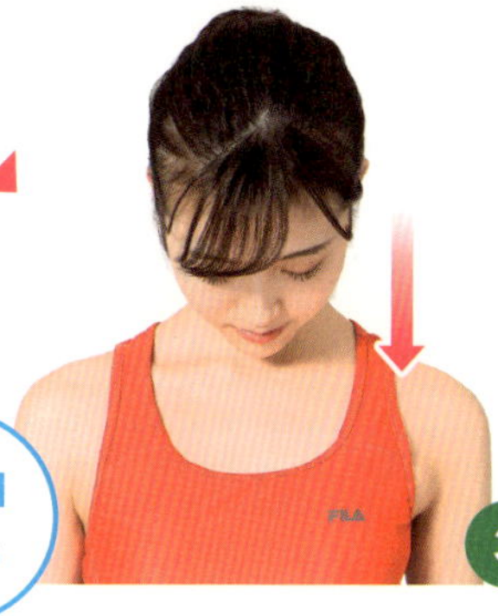

3

멈추기
10초

①~③를 실시하여 1세트로 1분
몸 상태에 따라 2~3세트 실시

혈관의 압박과 해방의 자극으로 NO를 늘리고 혈관을 넓힌다. 약해진 혈관을 바로잡는 뛰어난 혈압 강하 운동 '무릎 꿇고 앉기'

지금은 의자에 앉는 생활이 일반화되었기 때문에 바닥에 무릎 꿇고 앉을 일이 별로 없어 다리가 저린 걸 모르거나 저리는 감각을 낯설게 느낄 수 있다. 그러나 무릎 꿇고 앉아 있다가 다리가 저린데도 바로 일어서기 어려운 상황이라 식은땀을 흘렸던 경험이 있는 사람들은 무릎 꿇고 앉는 것은 힘든 일이라 생각할 것이다. 확실히 오랜 시간 무릎을 꿇고 있으면 혈류가 나빠진다. 하지만 짧은 시간 무릎을 꿇고 앉는 것은 혈압을 효율적으로 낮추는 방법이다. 이것은 그다지 알려지지 않은 사실이다. 이때 중요한 것이 '저림'이라는 현상이다.

두 무릎을 구부리고 발뒤꿈치에 엉덩이를 얹어 등을 곧게 편 상태로 앉아 있으면 1~3분 사이 다리가 저려오는데 이것은 체중에 눌려 신경이 압박되기 때문에 일어나는 현상이다. 이때 혈관 역시 눌린다. 즉 저림은 혈류가 나빠졌다는 신호이다.

이 신호를 받아 무릎 꿇은 자세를 풀면 구부러졌던 고관절이 펴지고 압박되었던 다리 동맥이 넓어져 한꺼번에 혈액이 흐르기 시작한다. 그리고 이 혈류의 속도가 혈관 내피세포를 자극하여 NO 생성을 촉진하는 것이다. 또 구부리고 있던 관절이 펴지면서 몸속에 효율적으로 혈액을 흐르게 할 수 있고 나아가 NO를 늘릴 수 있다. 앞에서 설명한 것처럼 관절 중에서도 특히 무릎관절을 움직이면 동맥의 흐름이 좋아지는 것이다.

실제로 무릎 꿇기를 할 때 주의할 점은 그 상태로 오랜 시간 계속 앉아 있지 않는 것이다. 1분 정도 무릎을 꿇고 앉았다가 다리가 저리다고 느껴지면 천천히 일어선다. 그러고 나서 반드시 30초 동안 제자리걷기를 하는 것이 중요하다. 1분 무릎 꿇기와 제자리걷기의 조합을 1세트로 해서 연속 3세트 실시한다. 꾸준한 실천으로 약해진 혈관을 단련하여 혈압을 낮출 수 있다.

무릎 꿇고 앉기는 장소를 가리지 않고 조금만 시간이 나면 할 수 있으므로 집에서 간편하게 실시할 수 있는 혈압 리셋술이다. 다만 무릎이 안 좋은 사람은 무리하게 하지 않아야 한다.

1분 무릎 꿇고 앉기

1세트 2.5분

①~③을 1세트로, 2분 30초
3세트를 기준으로 한다.

효과

일시적으로 다리 동맥을 압박했다가 풀면 **혈액의 흐름이 한꺼번에 원활해지고 NO를 생성한다. 고혈압이 예방**된다.

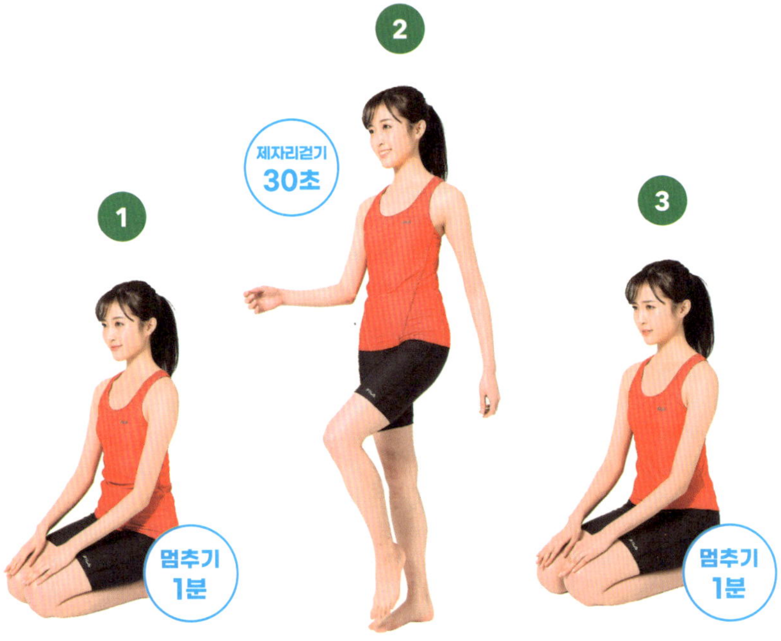

1 무릎을 구부리고 발꿈치에 엉덩이를 얹어 앉는다. 1분 동안 유지한다.

2 천천히 일어서서 30초 동안 제자리걷기를 한다.

3 다시 무릎 꿇고 앉는다. 1분 동안 유지한다.

염분을 체내에서 배출!
염분 배출 트레이닝으로
고혈압을 예방한다

일상생활에서 도입할 수 있는 혈압 리셋술에서 체조 등 운동과 함께 중요한 것이 식사이다. 고혈압 예방대책 중 식생활 개선에서 가장 신경쓰는 부분이 '염분 줄이기'이다.

인간의 혈액 속에는 113g, 0.9퍼센트의 염분(나트륨)이 포함되어 있는데, 염분 농도를 조절하여 일정하게 유지하는 작용을 하는 것이 '신장'이다. 하지만 염분 섭취량이 늘어나면 신장의 염분 조절 기능이 제대로 작동하지 못해 한계를 넘고 혈압이 급상승하게 된다. 구체적으로는 하루 5g의 염분을 섭취하는 사람은 3g 이하로 억제하는 사람의 3배나 혈압이 올라간다고 한다. 하루 5g이면 라면 한 그릇을 국물까지 남기지 않고 먹으면 가볍게 넘는 수치이다.

물론 같은 양의 염분을 섭취해도 혈압이 오르는 사람이 있고 오르지 않는 사람도 있어 개인차는 있지만, 일본인 대부분은 나이, 성별에 관계없이 하루 6g 이상의 식염을 섭취하면 혈압이 높아진다는 것이 판명되었다. 따라서 기본적으로 '염분은 혈압을 높인다'는 것을 기억해둘 필요가 있다.

그렇지만 이제부터 염분을 줄이고자 마음먹는다고 바로 실천하기는 쉽지 않다. 우리는 평소 염분이 많이 들어간 식품의 맛에 길들여져 있기 때문에 염분을 극단적으로 제한하는 것은 큰 스트레스를 불러온다. 이에 내가 제창하는 것이 '염분 배출 트레이닝'이다. 즉 '염분 섭취를 억제하자'에서 '염분을 섭취했으면 배출하자'로 관점을 바꾸면 무리한 제한을 하지 않으면서도 혈압을 높이지 않는 식생활을 할 수 있는 것이다.

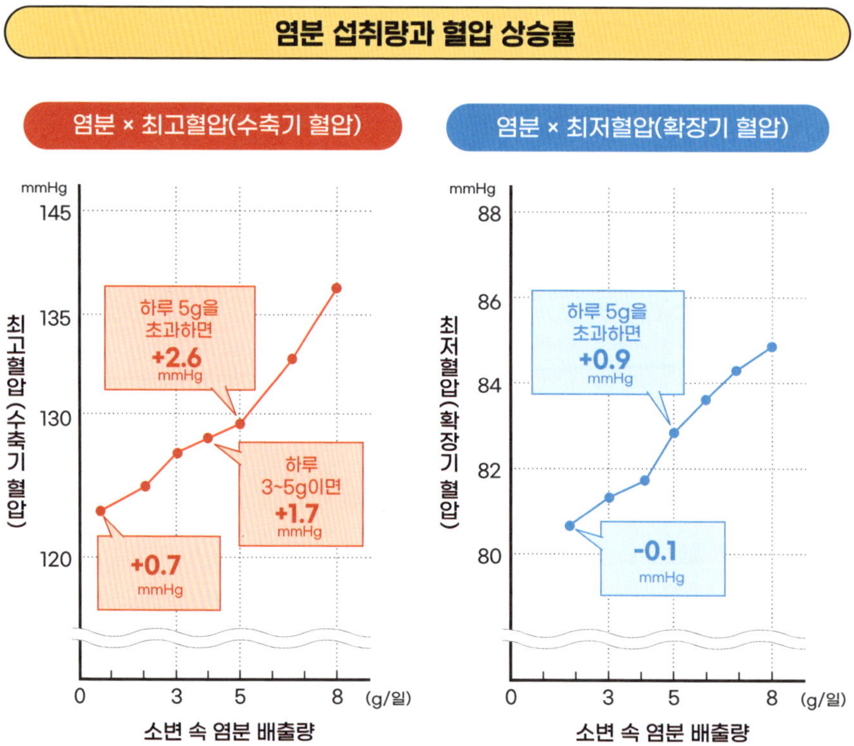

뇌졸중 위험을 21퍼센트 낮춘다!
염분 배출력을 높이는 최강의 혈관 확장 미네랄 '칼륨'

염분 섭취량을 무리하게 줄이는 대신 염분 배출을 촉진하는 식품과 식사를 조합하여 염분을 몸 밖으로 내보낸다. 이런 생각의 전환에 따른 식사법 혹은 혈압 리셋법을 '염분 트레이닝'이라고 부르겠다.

염분을 많이 섭취하면 목이 마르다. 그때 물을 많이 마시더라도 하루에 소변으로 나오는 나트륨의 양은 정해져 있기 때문에 여분의 염분은 배출되지 않고 오히려 혈액량이 늘어서 혈압이 오르고 얼굴 등에 부기가 생긴다. 이럴 때 염분을 배출하는 능력을 월등하게 발휘하는 성분이 칼륨이다.

칼륨은 신장 내에서 수분과 나트륨의 균형을 조정하고 나트륨 재흡수를 억제하여 남아도는 염분을 소변으로 배출하는 양을 늘려준다. 칼륨의 효용에 대해서는 체내에 남아 있는 칼륨의 양이 2.5g 이상인 사람이 1.9g 이하인 경우보다 약 4.4mmHg 혈압이 낮아졌다는 보고가 있다. 또한 미국 대학의 순환기연구에서는 칼륨 섭취량을 하루에 1.6g 늘리면 뇌졸중을 일으킬 확률이 21퍼센트 감소한다는 결과가 나왔다. 이처럼 칼륨은 염분을 배출하여 혈압 상승을 억제하고 고혈압으로 인한 질병을 방지하는 작용을 한다.

칼륨은 생야채, 과일, 콩류, 고구마와 감자 같은 근채류, 다시마와 톳 등의

해조류에 많이 함유되어 있는 영양소이다. 가공식품을 많이 이용하는 현대인은 칼륨이 압도적으로 부족한데, 채취나 수렵으로 식사를 준비하던 원시시대에 비해 16분의 1로 줄었다고 한다. 신장병을 앓는 사람이 아니라면 현대인은 나트륨 대비 2배의 칼륨을 섭취하는 것이 이상적이다.

다만 칼륨은 수용성이어서 삶거나 끓이는 등 물에 넣어 조리하면 성분이 녹아서 빠져나가므로 조리 방법에 주의해야 한다. 가능한 한 생으로 먹을 수 있는 것은 그대로 먹고, 생으로 먹기 힘든 것은 찌거나 전자레인지로 가열하면 칼륨 유출이 최소한으로 줄어든다. 끓여서 먹을 때는 데친 물까지 먹는 것이 좋다. 특히 채소나 과일의 껍질과 잎에는 칼륨이 함유되어 있는 경우가 많아 버리는 것은 너무 아까운 일이다. 우선 칼륨을 풍부하게 함유한 식재료를 알아두고, 적절한 조리방법으로 매일 섭취할 수 있도록 식생활을 조절해보자.

염분 배출 트레이닝을 위한 식재료 : 시금치, 가지, 바나나의 효과

염분 배출 트레이닝에서 상비해두어야 할 식재료 몇 가지를 알아보자.

수많은 채소 중에서 특히 권장하는 것이 '시금치'이다. 시금치에는 혈관을 확장하는 NO 생성의 기초가 되는 초산염과 칼륨을 포함한 미네랄이 풍부하게 함유되어 있다. 시금치의 효용에 대해서는 혈관을 유연하게 한다는 보고와 최고혈압을 최대 6mmHg 낮추었다는 연구결과도 나와 있어 혈압의 상승을 억제하는 데 빼놓을 수 없는 식재료이다. 다만 앞에서 설명한 것처럼 가열하면 효과가 떨어지니 가능한 한 생으로 먹는 것이 좋겠다.

다음으로 살펴볼 것은 가지이다. 가지도 고혈압 예방에 좋다고 여기는 식재료이다. 가지에는 아미노산의 일종인 GABA(감마 아미노 부티르산)이라는 성분이 많이 함유되어 있는데, GABA가 체내에 흡수되면 교감신경의 말단에서 나와 혈관을 수축시키는 노르아드레날린의 분비를 억제하여 혈압 상승을 예방한다. 가지를 60℃에서 가열한 결과 GABA 생성량이 늘어났다는 보고가 있는데, 적절한 온도를 설정하여 조리하면 효과가 높아진다. 또한 가지에는 혈압을 높이는 중요한 요소인 교감신경의 작용을 억제하는 콜린에스테르라는 성분도 함유되어 있는데, 그 양이 마늘의 1000배나 된다.

과일 중에서는 '바나나'를 권한다. 중간 크기 바나나 1개에는 약 0.42g의 칼륨이 함유되어 있어 염분 배출에 탁월하다. 또한 바나나의 성분인 다당류, 글루칸이 NO의 생성을 활성화하여 면역조절기능도 갖추도록 돕는다. 고혈압 환자에게 2주 동안 매일 2개씩 바나나를 먹게 한 결과 최고혈압도 최저혈압도 낮아졌다는 보고도 있다. 하루에 바나나 2개를 먹으면 혈압 강하 효과와 면역력 향상을 기대할 수 있다.

염분 배출 트레이닝에서 상비해두어야 하는 식재료

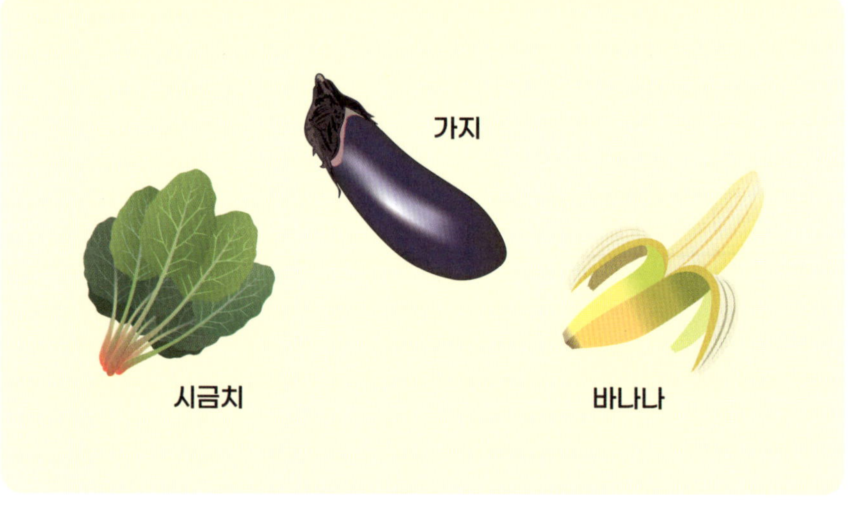

매일 우유 한 잔으로 혈관을 확장한다! 우유를 마시는 사람은 최고혈압이 10mmHg 차이난다

지금까지 살펴본 것처럼 칼륨은 채소와 과일 등에 많이 함유되어 있지만 매끼 많은 양을 섭취하기는 쉽지 않다. 특히 외식을 많이 하는 사람일수록 어렵다. 하지만 안심해도 좋다. 칼륨은 음료로도 섭취할 수 있다. 대표적인 음료가 '우유'이다.

우유에 대해서는 '뼈를 튼튼하게 한다'는 이미지가 강할 텐데 사실 우유를 자주 마시는 사람과 전혀 마시지 않는 사람을 비교했을 때 우유를 마시는 사람의 최고혈압이 10.4mmHg 낮다는 연구결과가 있다.

우유에는 유청단백질(카제인)과 비타민D 등 풍부한 영양소가 함유되어 있다. 유청단백질은 혈압을 상승시키는 호르몬을 억제하는 역할을 하며, 우유에 함유된 미네랄과 상승효과도 높게 일어나기 때문에 각각의 성분을 다른 식재료에서 섭취하기보다 우유 한 잔을 마시는 편이 고혈압 예방에 더 효과적이다. 이것을 '밀크 매트릭스 효과'라고 한다.

그리고 무엇보다도 우유 한 잔으로 한 끼 분의 채소나 과일에 상당하는 200mg 이상의 칼륨과 150mg 이상의 칼슘을 섭취할 수 있어서 염분 배출 트레이닝의 든든한 아군이라 할 수 있다. 다만 너무 많이 마시면 비만의 원인이 되므로 가능한 한 저당이나 무지방 우유를 선택하는 게 좋다.

우유가 체질에 맞지 않는 사람에게는 유제품이면서 칼륨을 함유한 요거트를 추천한다. 최근 요거트에 함유된 락토트리펩티드라는 성분이 혈관을 유연하게 하여 혈압을 낮추는 효과가 있다는 연구결과가 주목받고 있다.

유제품에 의한 칼슘 섭취량과 최고혈압

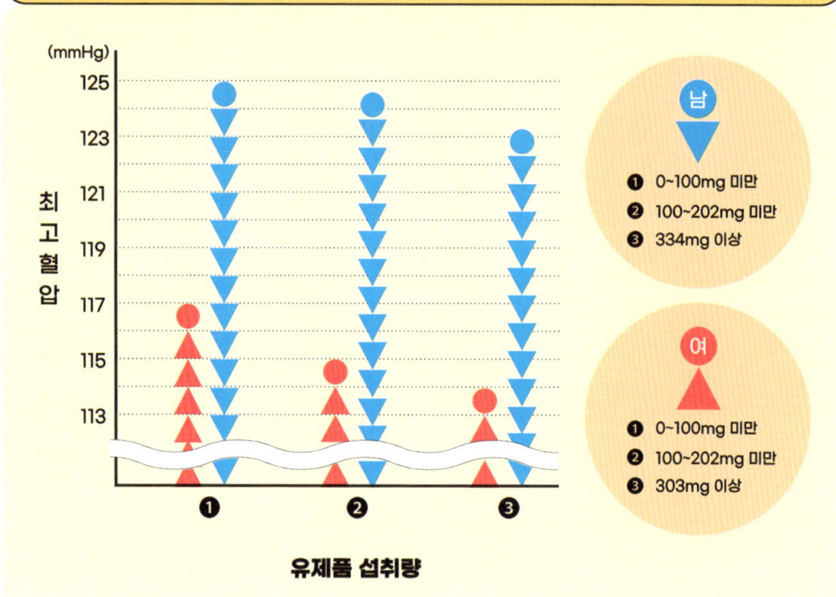

*출처: 일본영양 · 식량학회지, 2010, 63(4), 151~159.

또 고혈압 예방에는 '녹차'도 추천한다. 녹차에 함유된 카테킨에는 이뇨를 촉진하여 고혈압을 예방하는 효과가 있는데, 고기나 밥이 흡수되려면 약 8시간이 걸리는 데 반해 카테킨은 1, 2시간이면 대부분이 혈액 속으로 흡수되기 때문에 식후 혈압 상승을 효율적으로 방지할 수 있다.

카테킨의 흡수율과 흡수에 걸리는 시간

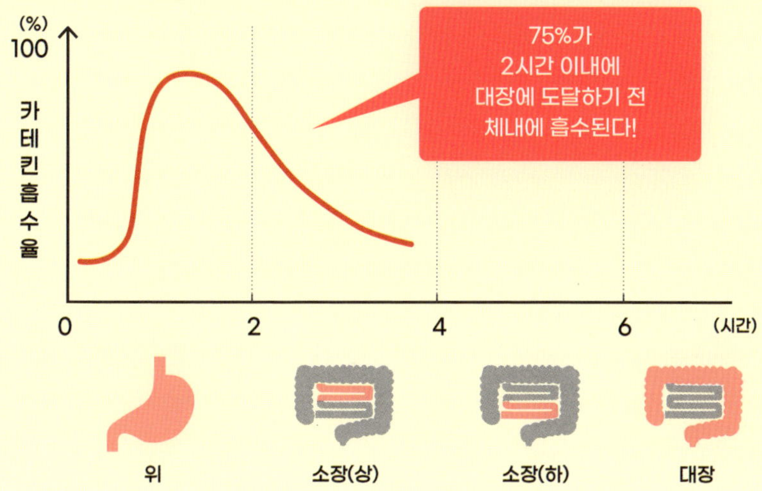

5

고스트화한 모세혈관을 되살려 고혈압의 중대 원인 '말초혈관 저항'을 개선하는 'Dr. 네고로식 4 · 4 · 8 호흡'

감수

하버드대학교 의학부 객원교수 **네고로 히데유키**

참고문헌

《하버드와 소르본느대학교 Dr.네고로의 특별 수업, 아프지 않기 위한 세포호흡 레슨》, 네고로 히데유키, 슈에이샤.

《하버드와 소르본느 대학교 네고로 교수의 초호흡법》, 네고로 히데유키, KADOKAWA.

모세혈관을 늘려 높은 혈압을 낮추는 'Dr. 네고로식 4·4·8 호흡'

몸속에 뻗어 있는 혈관은 다양한 물질을 운반하거나 회수하는 '몸속 도로'라고 할 수 있다. 동맥과 정맥처럼 굵은 혈관은 전체 혈관의 1퍼센트에 지나지 않고 극히 가는 모세혈관이 99퍼센트를 차지한다.

모세혈관은 하나하나의 세포에 산소와 영양을 운반하고 이산화탄소와 노폐물을 회수하는 등 몸을 건강하게 유지하는 중요한 작용을 담당한다. 하지만 모세혈관은 45세 무렵부터 점점 줄어들기 시작해 60대가 되면 20대와 비교해 40퍼센트나 감소한다. 모세혈관에는 '주피세포'가 얽혀 있어서 새는 것을 방지하거나 손상된 혈관을 복구하기도 한다. 이 주피세포가 나이를 먹을수록 늘어지고 혈액이 새어나오면서 혈류가 줄어들다가 마침내 혈관은 있지만 혈액이 흐르지 않는 고스트 혈관이 되는데, 이 상태가 오래 계속되면 완전히 없어진다. 모세혈관이 줄어들면 말초혈관 저항(말초혈관에 혈액이 흐를 때 받는 저항)이 커져 혈액의 흐름이 악화되고, 심장은 부족분을 보충하기 위해 더 강한 힘으로 혈액을 내보내게 된다. 그 때문에 혈압이 높아지는 것이다.

그렇지만 걱정하지 않아도 된다. 모세혈관에는 손상된 혈관을 복구하고 끊어진 모세혈관에서 가지치기해서 새로운 혈관을 만드는 혈관 신생 기능이 갖추어져 있기 때문이다. 즉 모세혈관은 나이를 먹어도 스스로 늘릴 수 있다. 모세혈관을 늘리는 데는 혈류가 부족해지지 않는 것이 중요한 포인트인데, 혈류를 향상시킴으로써 고스트화되어 버린 혈관을 되살릴 수도 있다.

모세혈관의 혈류는 자율신경이 조절하는데, 활동을 위한 액셀 역할을 하는 '교감신경'이 우위에 오면 혈관이 수축하여 혈류량이 감소하고, 휴식을 위한 브레이크로 작용하는 '부교감신경'이 우위에 오면 혈관이 이완되어 혈류량이 증가한다. 교감신경이 우위인 상태에서는 모세혈관이 수축하여 혈압이 상승하는 것이다.

자율신경은 혈관이나 내장의 기능을 관장하는 신경으로, 우리의 의지와는 관계없이 신체 기능을 건전하게 유지하기 위해 24시간 쉬지 않고 작동하고 있다. 명칭 그대로 자율적으로 움직인다. 위나 장 또는 심장이 쉬지 않고 움직이는 것도, 몸과 마음의 상태에 따라 혈압이 오르내리거나 땀을 흘리는 것도 자율신경이 조절하기 때문이다.

자율신경은 자신의 의지로 움직일 수 없다. 다만 예외가 있다. 바로 호흡이다. 생명을 유지하기 위해 꼭 필요한 호흡은 체내의 세포에 막힘없이 산소를 공급하기 위해 자율신경으로 관리되어 무의식적으로 이루어지고 있지만 의식적으로 조절할 수도 있다. 즉 호흡을 조절함으로써 자율신경에 작용하는 것이 가능하다.

호흡으로 자율신경을 작용하게 만들려면 '횡격막'에 자극을 주어야 한다. 횡격막이란 늑골 아래 전체를 덮는 돔 형태(원반형)의 근육인데, 그 주변은 자율신경이 밀집한 '자율신경 센서' 같은 장소이다.

하버드대학교 의학부에서 내가 개발한 최신 기기를 사용하여 자율신경과 호흡의 관계를 검증하였다. 이 연구를 통해 효율적으로 부교감신경의 스위치를 켜는 몇 가지 호흡법을 개발했다. 그중 하나가 '4 · 4 · 8' 호흡이다.

4·4·8 호흡의 기본이 되는 복식호흡은 배가 크게 부풀도록 코로 천천히 숨을 들이마시고, 다시 배에서 숨을 쥐어짜듯 코로 천천히 숨을 내뱉는다. 특히 숨을 뱉을 때 의식을 집중한다. 마실 때의 리듬을 1이라고 한다면 뱉을 때의 리듬은 2로 하여 천천히 내뱉는 것이 포인트이다. 길게 숨을 뱉어 복식호흡을 반복하면 횡격막이 크게 움직이면서 교감신경이 진정되고 부교감신경으로 전환한다.

복식호흡이 자율신경에 작용하는 구조

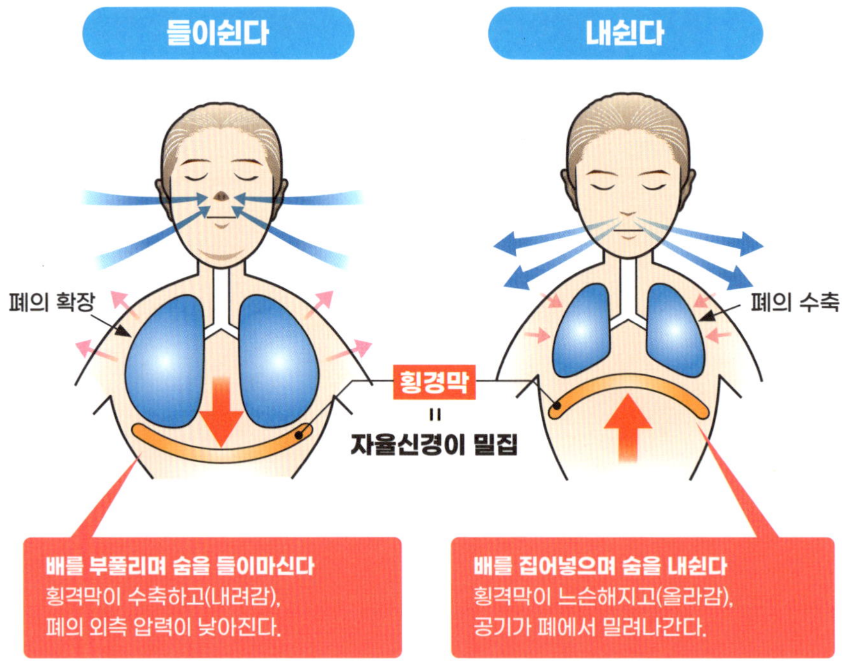

4·4·8 호흡의 특징은 '숨을 멈춘다'는 점이다. 숨을 멈추어 혈액 속 이산화탄소의 농도를 적절하게 높이면 온몸의 세포로 산소가 운반되기 쉬워진다. 또 부교감신경이 우위에 놓임으로써 모세혈관이 유연해지고 나아가 혈류가 촉진된다. 모세혈관의 혈류를 촉진하면 모세혈관을 늘려 혈압을 낮추는 효과뿐 아니라 모세혈관의 덩어리라고 하는 신장의 기능을 향상시키는 효과도 있다. 그리고 스트레스를 느꼈을 때나 잠이 부족할 때도 효과가 있다. 언제 어디서든 다른 준비 없이 실천할 수 있는 호흡법이니 꼭 실시해보기 바란다.

말초혈관 저항 개선 1분 체조

4·4·8 호흡법

1 편안한 자세로 의자에 앉아 양손을 배꼽 위에 둔다.
준비 단계로 2~3회 복식호흡을 하여 숨을 완전히 내쉰다.

2 배를 부풀리면서 4초 동안 코로 숨을 마신다.

1

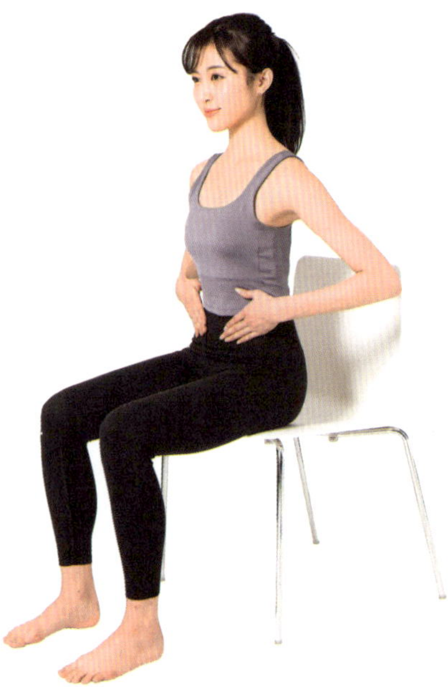

2

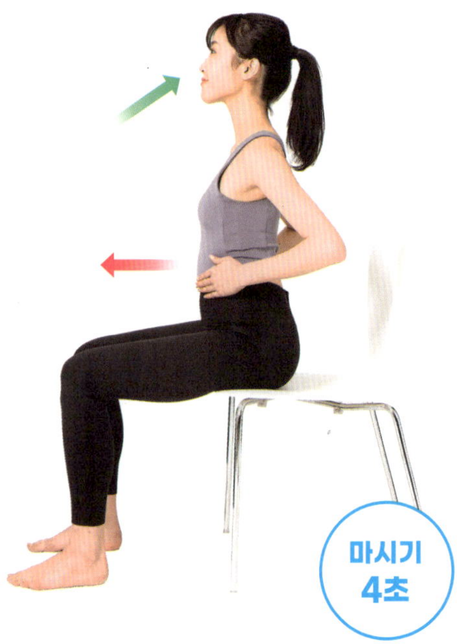

효과

자율신경에 작용하여 **모세혈관을 느슨하게 하여 혈류를 촉진**한다. **불면과 스트레스도 해소**한다.

1세트 1분

3 4초 동안 숨을 멈춘다.

4 배로부터 숨을 쥐어짜내듯
8초에 걸쳐 코로 숨을 내쉰다.

②~④ 3회 반복을 1세트로 1분
상황에 맞추어 2~3세트 실시

3

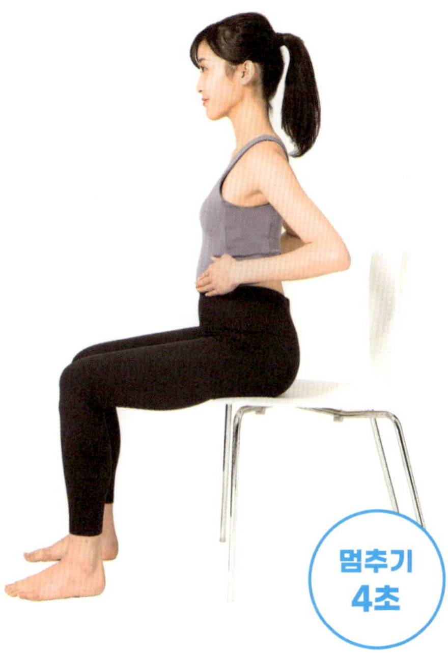

4

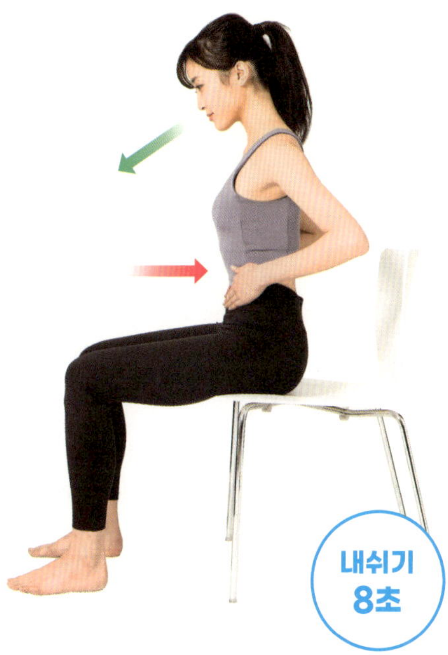

사례 보고

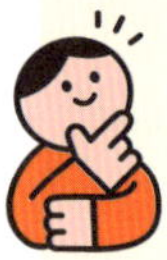

과도한 스트레스와 불면으로 인해 혈압약을 써도 떨어지지 않던 고혈압이 4·4·8 호흡으로 안정되면서 약의 종류와 양도 줄었다

고혈압 진단을 받고 혈압약으로 치료를 시작한 신토미 야쓰나리 씨(가명, 58세)는 약도 잘 복용하고 생활 습관을 바로잡으려 열심히 노력하며 지내는데도 혈압이 좀처럼 떨어지지 않았다. 다른 질병도 없는데 차도가 너무 없어 약의 종류도 바꿔보고 양을 늘려봐도 증상이 개선되지 않자 나를 찾아왔다.

신토미 씨는 회사를 경영하고 있어 중대한 결정을 해야만 하는 일이 많다 보니 평소 스트레스가 많았고, 잠도 잘 이루지 못하는 상태였다. 내가 개발한 자율신경 측정용 디바이스로 계측해보니 교감신경이 너무 높게 활성화된 상태가 내내 계속되고 있었다. 참고로 자율신경 측정 디바이스는 심박수 변동을 측정하여 자율신경의 균형을 파악하는 메커니즘을 지닌 장비이다.

검사 후 신토미 씨에게 4·4·8 호흡법을 제안했다. 우선 심한 스트레스를 받는 낮에는 30분~1시간에 한 번씩 4·4·8 호흡법을 3세트씩 실시하고, 밤에는 잠자기 전에 3세트 실시하도록 했다. 그러자 165~170/100mmHg 전후였던 혈압이 점차 낮아져 1개월 후에는 150/90mmHg 전후까지 낮아졌다. 그 후에도 4·4·8 호흡법을 계속하면서 수면 조절을 위해 10·20 호흡법(1분에 걸쳐 2회 깊은 호흡을 반복하는 방법)과 마인드풀니스호흡법(일종의 명상법)을 도입해 실시하도록 했다.

그 결과 한 달에 한 번씩 진료할 때마다 혈압이 항상 140/90mmHg 전후를 유지했고, 1년 후에는 약을 한 종류만 복용하게 되었으며, 복용량도 줄일 수 있었다. 신토미 씨는 현재도 혈압을 좀더 낮추는 것을 목표로 4·4·8 호흡법을 계속하고 있다.

생활 속에서 4·4·8 호흡법을 적절하게 도입해 혈압을 낮추고 낮은 수치에서 안정시킬 수 있게 된 환자는 신토미 씨 외에도 많이 있다.

호흡법의 최대 이점은 언제 어디서든 떠오르면 바로 할 수 있다는 것이다. 한창 회의를 하고 있을 때도, 출퇴근하는 전철 안에서도, 텔레비전을 보면서도 가능하다. 호흡은 24시간 365일 쉬지 않고 하는 행위인 만큼 호흡에 의식을 기울이고 일상생활 속에서 올바르게 응용한다면 상상 이상의 효과를 볼 수 있다.

칼럼

횡격막을 크게 움직여 4·4·8 호흡의 효과를 높인다!

횡격막을 크게 움직이는 복식호흡은 익숙하지 않은 사람이나 평소 호흡이 얕은 사람에게는 어려울지도 모른다. 처음에는 횡격막이 제대로 움직이는지 의식하면서 연습한다.

횡격막은 복부 내에 있는 근육이므로 직접 볼 수 없지만 배 주위의 움직임으로 확인할 수 있다. 늑골 아래 손을 대고 몸의 중심에서 바깥쪽을 향해 따라가보면 그곳이 횡격막의 위치이다. 늑골에 손가락을 집어넣는 이미지로 손을 대고 우선 숨을 내쉰다. 다음으로 배 속에 공기를 집어넣는다는 생각으로 크게 들이마신다. 그리고 배가 조여지는 느낌으로 크게 숨을 내쉰다. 숨을 마실 때는 손가락이 밀려올라가고 내쉴 때는 손가락이 배 속으로 들어가는 느낌이라면 횡격막이 제대로 움직이고 있는 것이다.

처음에는 횡격막이 움직이지 않더라도 의식하며 몇 번 계속하는 동안 요령이 생긴다. 폐에는 심장같이 펌프 기능을 해주는 근육이 없기 때문에 폐가 수축하는 흉관의 용적을 변화시켜 간접적으로 수축 · 팽창하여 공기를 집어넣고 내보낸다. 이 운동을 할 수 있는 것은 횡격막과 늑간근을 중심으로 한 호흡근 때문이다. 횡격막도 근육이므로 깊은 호흡으로 늘였다 줄였다를 반복하면 단련되어 결과적으로 복식호흡도 편안하게 할 수 있게 된다.

코호흡이 기본이지만 코호흡이 힘든 사람은 내쉴 때는 입으로 내뱉어도 좋다.

4 · 4 · 8 호흡은 언제 해도 상관없지만 생활 속에 녹여서 일상화하도록 우선 3세트를 1회로 90분 정도 간격을 두고 오전에 3회, 오후에 3회를 목표로 실천하면 좋다. 부교감신경이 우위에 오는 식사 후나 목욕 후, 취침 전에 하는 것도 좋다. 잠자기 전에는 조도를 낮추거나 간접조명을 켜서 편안한 상태에서 하면 더욱 효과적이다.

주의할 점은 시간을 맞춰 호흡법을 해야 한다는 생각에 사로잡혀 호흡법을 스트레스로 느끼면 안 된다는 것이다. 너무 엄격하게 시간과 횟수를 정해놓고 압박을 받으면 역효과가 날 수 있으니 무리가 되지 않는 범위에서 도입하는 것이 중요하다.

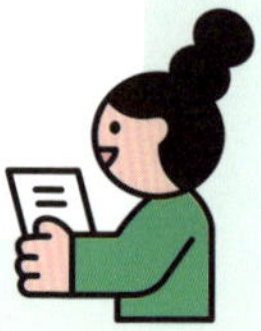

6

스스로 혈압을 낮추는 생활법을 알려준다. 고혈압을 낮추는 24시간 생활법

감수

지치의과대학교 교수 **가리오 가즈오미**

참고문헌

《명의가 알려주는 고혈압 자력으로 낮추는 방법》, 감수 가리오 가즈오미, 후소샤.

생활 리듬을 바로잡으면 자율신경이 정상적으로 기능하여 혈압 변동 패턴이 일정하게 조절된다

코로나19로 활동에 제한을 받는 상황에서, 고혈압 대책이자 예방 효과를 기대할 수 있는 체조는 집에서 쉽게 할 수 있기 때문에 누구에게나 추천할 수 있는 방법이다. 또한 4장에서 소개된 '염분 배출 트레이닝'도 일상에서 무리 없이 염분 감량 생활을 계속할 수 있는 새로운 식사법이어서 체조와 함께 하면 더 큰 효과를 기대할 수 있다.

다만 고혈압 대책을 세울 때 운동과 식사요법 이전에 가장 중요한 첫걸음은 지금까지의 생활 습관을 전면적으로 돌이켜보고 개선하고자 마음먹는 일이다.

고혈압이 생기거나 악화되는 데는 체질과 노화 등 자신의 힘으로는 어찌할 수 없는 요인이 작용하지만, 그 이상으로 크게 관련된 것이 바로 오랜 기간 익숙해진 생활 습관이다. 따라서 자신의 생활 습관 중 바로잡아야 하는 점을 발견하여 고치고, 개선된 습관을 계속해서 유지하는 것이 중요하다. 운동, 자세, 식사, 음주, 흡연, 목욕 등 여러 가지 면에서 개선할 점을 생각할 수 있지만 최우선은 '생활 리듬을 바로잡는 것'이다.

혈압은 항상 변동한다. 밤이 될수록 떨어지고, 취침 중에 가장 낮아졌다가 새벽이 다가오면 조금씩 상승하여 기상할 때 가장 높아지는 자연스러운 패턴으로 일내변동을 반복한다. 하루 동안의 혈압 패턴을 조절하는 것이 '교감신경'과 '부교감신경'이다. 교감신경은 흥분의 자극을 몸 곳곳의 기관에 전달하는 신경이고, 부교감신경은 반대로 흥분을 진정시켜 심신을 편안한 상태로 만드는 신경이다. 이 둘을 합쳐서 자율신경이라고 부르는데, 두 신경이 적절하게 전환되어 아침부터 낮까지는 교감신경이 우위에 작용하여 혈압을 높이고, 밤이 되면 부교감신경이 우위에 작용하여 혈압이 낮아지는 정상적인 혈압의 패턴을 만든다.

즉 자율신경이 자연스러운 리듬으로 움직이는 서캐디언 리듬이야말로 혈압을 조절하는 데 중요하다. 그러기 위해서는 생활 리듬을 가능한 한 일정하게 유지해야 한다.

생활 리듬에서 바로잡아야 하는 첫 번째 요소는 수면! 고혈압 체질에서 빠져나오는 비결은 규칙적인 기상과 취침

고혈압 셀프케어에서는 교감신경과 부교감신경이 적절한 리듬을 가지고 바뀌는 것이 중요하다. 그러려면 생활 리듬을 정돈하는 것이 최우선인데, 구체적으로는 하루를 다음과 같은 흐름으로 지내는 것이 이상적이다.

아침

① 정해진 시간에 일어난다.

(느긋하게 외출 준비를 할 수 있도록 여유를 두고 기상한다)

② 햇빛을 쬔다.

③ 가능하면 매일 일정한 시각에 아침을 거르지 않고 먹는다.

낮

④ 가능하면 매일 일정한 시각에 점심을 거르지 않고 먹는다.

⑤ 머리와 몸을 능동적으로 움직인다.

특히 점심 식사 후에 몸을 움직인다.

⑥ 낮잠을 자지 않는다.

밤

⑦ 가능하면 매일 일정한 시각에 저녁을 거르지 않고 먹는다.

⑧ 취침 1시간 전에 목욕한다.

⑨ 조도를 낮추고 편안한 상태로 지낸다.

스마트폰이나 컴퓨터 조작을 피한다.

⑩ 밤을 새우지 않고 되도록 24시 이전에 취침한다.

7시간 이상 잠을 잔다.

이렇게 나열하고 보면 매우 단순하지만 라이프스타일이 다변화한 현대 사회에서는 이 리듬을 지키기가 쉽지 않다. 단번에 전부를 갑자기 바꾸는 일은 누구에게든 어려운 일이니 무리하지 말고 순차적으로 시도하는 게 좋다. 우선 바로잡아야 하는 요소를 '수면'으로 한정하여 기상 시간과 취침 시간을 일정하게 하는 것부터 시작해보자. 특히 ①~③에 해당하는 아침 리듬을 잘 정돈하는 것은 서캐디언 리듬이 어긋나는 것을 바로잡는 데도 중요하다.

낮에는 몸을 움직이고 밤에는 양질의 7시간 수면을 취하면 고혈압 리스크가 억제되며 당뇨병도 예방된다

수면은 기상과 취침 시간을 가능한 한 일정하게 하고 그 리듬을 유지하는 것부터 시작된다. 따라서 수면 시간을 확보하고 수면의 질을 높이는 것이 중요하다.

고혈압의 위험을 높이지 않고 건강하게 지내는 데 필요한 수면의 양은 약 7시간이라고 한다. 수면 시간이 7~8시간인 사람과 5시간 이하인 사람의 고혈압 발증 리스크를 비교한 연구에서는 전자를 1이라고 했을 때 후자는 2.1까지 높아졌다. 수면 시간이 줄어들면 고혈압 리스크가 높아지는 동시에 식욕을 증진시키는 호르몬이 분비되어 체중이 증가하고 당뇨병에 걸릴 확률도 높아진다는 것이 알려졌다.

다음으로 수면의 질을 생각해보자. 질 좋은 수면이란 어떤 상태일까? 잠들 때부터 일어날 때까지 깨지 않고 깊게 숙면하는 것을 가리킨다. 반대로 밤중에 몇 번이나 깬다거나 새벽 일찍 각성하는 수면 장애는 수면의 질을 낮추는 매우 큰 요인이다. 수면 시간이 같은 7시간이더라도 7시간 동안 쭉 자는 것과 토막난 잠을 자는 것을 비교하면 전자가 수면의 질이 좋은 것이 당연하다. 또한 자정 전에 잠자리에 들면 자정 이후에 자는 것보다 수면의 질이 더 높아진다.

낮에 몸을 움직이는 것은 수면의 질을 향상시키는 데 대단히 중요하다. 꼭 본격적인 운동이 아니라도 상관없다. 일상생활에서 의식적으로 몸을 움직이는 기회를 늘리는 습관이 중요한 것이다.

수면 시간과 고혈압 발증률의 관계

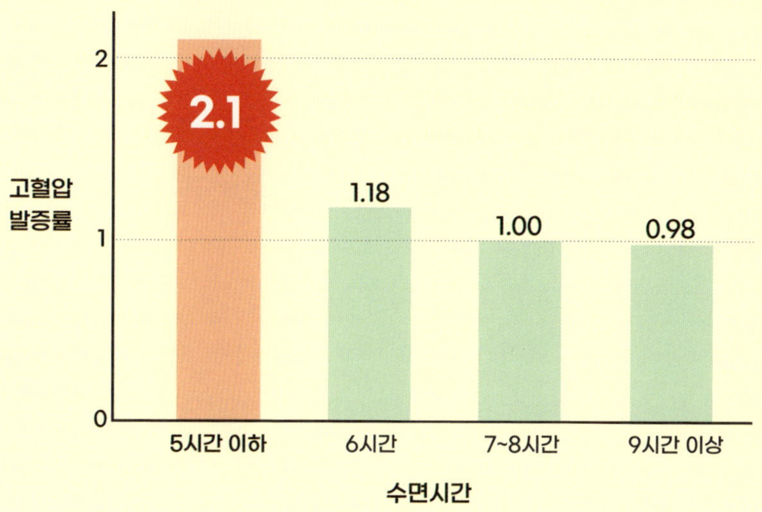

* 출처: Gangwisch je, et al., Hypertension 2006, 47, 833–9에서 발췌함.

40℃ 물에서 몸을 이완시킨다! 올바른 목욕 습관으로 혈압을 낮추자

심신을 이완시키는 목욕도 잠을 잘 오게 만들어 질 좋은 수면을 취하도록 돕는다. 다만 목욕 습관이 올바르지 않으면 혈압 상승 같은 역효과가 날 수도 있으니 주의가 필요하다.

우선 주의해야 하는 것은 온도 설정과 목욕 시간이다.

42℃ 이상의 욕조에 들어가면 열로 인해 교감신경이 자극되어 혈압이 오르기 때문에 물의 온도는 40℃ 정도가 적당하다. 미지근한 물에 몸을 담그면 부교감신경이 자극되고 혈관이 확장되어 혈류가 좋아지고 혈압이 낮아진다. 다만 오랜 시간 탕에 있으면 심장에 부담이 가해지므로 10분 정도가 가장 좋다.

다음으로 조심해야 하는 점은 급격한 온도차를 만들지 않는 것이다.

혈압은 계절에 따라 변동한다. 기온이 낮아지는 겨울에는 상승하고, 기온이 높아지는 여름에는 떨어지는 경향이 있다. 특히 겨울에 순환기질환으로 인한 사망률이 높은데, 난방이나 방한이 불충분한 곳일수록 높아지기 십상이어서 '추위'나 '온도차'에 세심하게 주의를 기울여야 한다. 이것은 목욕할 때도 마찬가지이다. 탈의실과 욕실은 보통 난방을 충분하게 하지 않기 때문에 방과 온도차가 발생해 혈압이 급상승하는 '히트쇼크'가 일어나게 된다.

겨울에 목욕을 할 때는 각 방의 온도를 18℃(고령자는 24℃) 정도로 유지해 방별로 온도차를 작게 만드는 게 좋다. 그리고 욕조에 몸을 담글 때는 미리 온수를 충분히 끼얹어서 몸의 온도 변화를 가능한 한 적게 해야 한다.

계절에 따른 혈압 변동

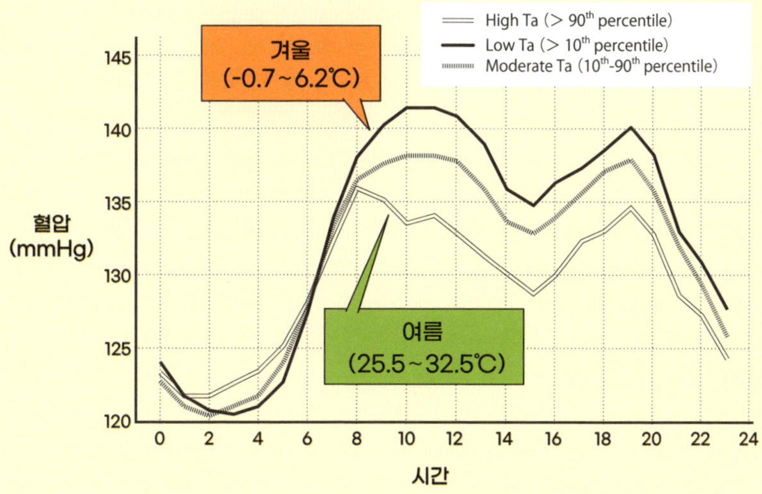

*출처: ABPM6, 404명의 데이터에서 (Modesti PA, et al.: Hypertension 47, 155–161, 2006에서)

적정량을 지키고 간이 쉬는 날을 만든다! 혈압을 높이지 않으며 즐겁게 술을 마시자

술은 요리의 맛을 돋우고 식사를 더 즐겁게 만들어준다. 또 업무나 대인관계로 쌓인 스트레스와 압력을 해소하고 기분을 풀어주기도 한다. 다만 음주량이나 마시는 방법에 따라서는 고혈압의 원인이 될 수도 있다.

술을 마시면 혈압이 오른다고 생각하는 사람들이 많을 텐데, 실상은 알코올의 작용으로 혈관이 확장되기 때문에 음주 후 몇 시간에 걸쳐 혈압은 일단 낮아진다. 하지만 과음을 했을 때는 다음날 혈압이 오른다. 매일 음주를 하며 알코올 섭취량이 늘어나면 교감신경이 흥분한 상태가 계속되기 때문에 고혈압이 되는 경우가 적지 않다. 게다가 뇌졸중이나 심방세동, 수면무호흡증후군 등을 일으킬 리스크도 높아지고 암 발생의 원인도 된다.

혈압을 높이지 않고 술을 즐기려면 먼저 자신에게 적정한 섭취량이 어느 정도인지 아는 것이 중요하다. 일본고혈압학회의 보고에서는 에탄올 환산량으로 남성은 1일 20~30ml 이하, 여성은 그 절반인 10~20ml 이하로 제한하는 것을 권장한다. 하루 20~30ml라고 하면 정종으로 약 1홉, 맥주 중간 병으로 1병, 소주 0.5홉, 위스키라면 더블 1잔, 와인은 글라스 2잔 정도에 상당하는 양이다. 이 적정량 기준을 지키고, 일주일에 2~3일은 술을 마시지 않고 간을 쉬게 해주는 '휴간일'로 삼을 필요가 있다.

술을 마시는 방법도 중요하다. 술에는 안주를 곁들이기 마련인데, 맵고 기름진 안주를 먹으면 신장은 그것을 처리하기 위해 풀가동된다. 남아도는 염분은 혈관에 물을 끌어들여 혈류량이 늘어나게 만들기 때문에 혈압을 올리는 원인이 된다. 따라서 안주를 선택할 때는 열량이 높은 것이나 염분이 많은 것을 피해야 한다. 참고로 술과 함께 물을 마시면 알코올을 체외로 배출시켜 혈압이 상승하는 것을 방지한다.

또 음주 후에 바로 목욕을 해서는 안 된다. 알코올 섭취로 혈관이 확장된 상태에서 목욕까지 하면 혈압이 너무 낮아지기 때문에 익사하는 경우도 많고, 여타 사고의 위험도 높아진다. 대량 음주한 날은 샤워로 끝내거나 음주 후 1시간 정도는 지나서 목욕하는 게 좋다.

취침 직전의 음주도 깊은 잠에 들지 못하게 해 수면의 질을 낮추기 때문에 권장하지 않는다.

칼럼

Q 수면무호흡증후군이란?

A 수면무호흡증후군(Sleep Apnea Syndrome: SAS)이란 수면 중에 호흡이 10초 이상 멈추는 무호흡 상태와 멈추지는 않지만 호흡이 약해지는 저호흡 상태를 반복하는 질병이다. 수면 중 1시간당 평균 5회 이상의 무호흡과 저호흡이 발생하는 경우 수면무호흡증후군으로 진단한다. 이것은 고혈압증 외에도 심근경색, 뇌졸중, 협심증, 부정맥, 만성심부전, 당뇨병 같은 순환기질환이 발생할 리스크를 2~4배나 높이고, 최악의 경우 수면 중 돌연사로 이어질 위험성도 있기 때문에 주의가 필요하다.

호흡이 멈출 때마다 산소가 부족한 산소결핍상태에 빠져 본래라면 부교감신경이 우위가 되어야 할 야간에 교감신경이 자극되어 심박수가 증가한다. 혈압이 급격하게 상승함으로써 심장 등에 큰 부하를 가하게 되는 것이다.

수면무호흡증후군이 일으키는 고혈압은 야간에 낮아져야 할 혈압이 충분히 낮아지지 않는 야간고혈압의 원인이 되어 가정혈압 측정에서는 아침고혈압으로 검출되는 경우가 많은 것이 특징이다.

수면할 때 무호흡 상태가 되는 것은 똑바로 누운 자세에서 자다가 혀의 뿌리가 목 안쪽으로 들어가서 기도를 막기 때문에 일어난다. 나타나는 증상으로는 낮에 졸거나 집중력이 떨어지고, 기분이 가라앉고, 피로감이나 권태감이 느껴지며, 밤중에 몇 번이나 깨어나는 것 등이 있다. 다만 수면 중이기 때문에 스스로 자각하기는 어렵고, 취침 중 심한 코골이나 무호흡으로 인해 가족이 알아채서 인지하는 경우도 있다. 특히 중장년에게 발생하기 쉬우며, 비만체형인 사람에게 많다고 한다. 다만 비만이 아니라도 아래턱이 작고 원래 기도가 좁은 사람에게 발생하기 쉽다.

혈압약을 이용한 약물요법으로도 조절이 어려운 '치료저항성 고혈압'의 원인 중 가장 많이 꼽히는 것도 바로 수면무호흡증후군인데, 일본에서만 200만~300만 명의 환자가 있다고 추정된다. 수면무호흡증후군은 당연히 수면의 질을 저하시킨다. 치료를 받으면 고혈압이 개선되기도 하니 수면무호흡증이 의심된다면 그대로 방치하지 말고 반드시 치료를 받아야 한다.

7

혈압약은 언제 먹을까? 언제 중단할까? 순환기내과 명의가 대답한다, 혈압약에 대한 궁금증 10가지!

감수
지치의과대학교 교수 **가리오 가즈오미**

참고문헌
《명의가 알려주는 고혈압 자력으로 낮추는 방법》, 감수 가리오 가즈오미, 후소샤.

Q 01

혈압을 낮추는 약은 언제 필요할까요?

혈압을 낮추는 약인 혈압 강하제는 생활 습관을 바로잡는 것만으로는 혈압이 충분히 낮아지기 어려운 경우에 의사의 판단에 따라 처방됩니다.

실제로는 의사가 환자 한 사람 한 사람의 고혈압 정도와 지병 유무, 전체적인 건강 상태 등을 감안하여 어떤 타이밍에 처방해야 하는지를 판단하는데, 기준으로 삼는 것이 순환기질환 발증 리스크를 3단계로 나타낸 다음 분류표입니다.

이 표에서 '낮은 리스크'와 '중간 리스크'에 해당하는 경우는 일단 한 달 정도 생활 습관을 바로잡으며 혈압이 개선되었는지 여부를 확인한 후 충분히 개선되지 않았다면 혈압 강하제를 이용한 약물요법 치료를 합니다. '높은 리스크'에 해당하는 경우는 생활 습관 개선과 더불어 바로 약물요법을 시작합니다.

혈압약은 우선 소량부터 복용하기 시작하여 효과가 나타나는지, 혈압이 과도하게 떨어지지 않는지를 확인하면서 효과에 따라 약의 양과 복용 횟수를 늘리거나 약의 종류를 바꾸기도 하며 신중하게 진행합니다.

혈압약에는 심각한 부작용은 거의 없고, 다른 질병의 치료약에 비해서도 부작용이 적습니다. 의사가 혈압약 복용을 제안했을 때는 염려하지 말고 복용을 시작하면 됩니다.

진료실혈압으로 보는 순환기질환 리스크

혈압 분류 / 리스크층	**고혈압전단계** 130~139/ 80~89 mmHg	**I도 고혈압** 140~159/ 90~99 mmHg	**II도 고혈압** 160~179/ 100~109 mmHg	**III도 고혈압** 180mmHg 이상/ 110mmHg 이상
리스크 제1층 예후 영향인자 (위험인자)가 없음	낮은 리스크	낮은 리스크	중간 리스크	높은 리스크
리스크 제2층 65세 이상, 남성, 지질이상증, 흡연 중 해당 사항 있음	중간 리스크	중간 리스크	높은 리스크	높은 리스크
리스크 제3층 심뇌혈관질환 기왕력, 비판막증성 심방세동, 당뇨병, 단백뇨가 있는 만성신장병 중 해당 사항이 있음 또는 리스크 제2층의 위험인자가 3개 이상 해당	높은 리스크	높은 리스크	높은 리스크	높은 리스크

*출처: 일본고혈압학회, 《고혈압 치료 가이드라인 2019》

Q 02

혈압약에는 어떤 종류가 있나요?

현재 고혈압 치료에 쓰이는 주요 혈압 강하제는 5종류입니다. 작용기제에 따라 '혈관을 확장시키는 약'과 '혈류량을 줄이는 약'으로 크게 나눌 수 있습니다.

혈관을 확장시키는 칼슘 길항제

체내에 있는 '칼슘 이온'에는 혈관벽의 세포 내에 들어가면 혈관을 수축시켜 혈압을 상승시키는 작용이 있습니다. 칼슘 길항제는 칼슘 이온의 작용을 억제하여 혈관을 확장함으로써 혈압을 떨어뜨리는 유형의 약입니다. 혈압 강하 효과가 크고, 효과에 개인차가 적기 때문에 일본에서는 가장 많이 처방합니다.

혈관을 확장시키는 ARB(안지오텐신 II 수용체 길항제)

혈압을 상승시키는 작용이 있는 호르몬 '안지오텐신 II'가 세포에 흡수되는 것을 저해하여 혈관의 수축을 막아 혈압을 낮추는 유형의 약입니다. 심장이나 간 등 주요 장기를 보호하는 작용도 가지고 있어서 심장병이나 간질환, 당뇨병 등 지병이 있는 사람, 또는 뇌졸중 기왕력이 있는 사람에게 적용됩니다.

혈관을 확장시키는 ACE 저해제(안지오텐신 변환효소 저해제)

안지오텐신 II를 만들기 위한 효소 'ACE'의 작용을 저해하여 혈관의 수축을 방지함으로써 혈압을 낮추는 유형의 약입니다. ARB와 마찬가지로 혈압 강하 작용만이 아니라 심장과 간 같은 주요 장기를 보호하는 작용도 합니다.

혈류량을 줄이는 이뇨제

우리 몸에는 혈액 속 나트륨 농도를 일정하게 유지하려는 작용이 있습니다. 그래서 식염을 많이 섭취하면 나트륨 농도를 낮추기 위해 혈관 내에 수분이 많이 흡수되어 혈액량(순환혈액량)이 증가하고 혈압이 상승합니다. 이뇨제는 간에 작용하여 나트륨 배출을 촉진시켜 소변량을 늘리는데, 그 결과 순환혈액량이 줄어서 혈압을 낮추는 유형의 약입니다. 고령자나 염분 섭취량이 많은 사람에게 적용합니다.

혈류량을 줄이는 베타 차단제

심장의 작용을 활발하게 하는 호르몬인 '노르아드레날린'이 심장에 있는 베타수용체에 흡수되는 것을 막아 심장의 작용을 억제해서 심박수를 줄이고 혈압을 낮추는 유형의 약입니다. 심장병이 있는 사람에게 적용합니다.

Q 03
부작용이 걱정돼서 되도록이면 약은 안 먹고 싶습니다. 어떻게 하면 좋을까요?

고혈압 치료의 최대 목적은 순환기질환 발생을 억제해 사망을 피하는 것입니다. 즉 환자 자신의 건강한 수명을 위한 것입니다.

혈압약을 복용한 60만 명 이상의 데이터를 해석한 연구에 따르면, 수축기 혈압을 10mmHg 낮췄을 때 뇌졸중과 심부전 발증 리스크는 약 25퍼센트, 관동맥질환(심장병) 발증 리스크는 약 15퍼센트, 순환기질환으로 인한 사망리스크는 약 15퍼센트 낮아진다고 합니다. 즉 약의 부작용을 걱정해서 혈압약을 먹지 않았을 때보다 의사의 지시를 지켜 혈압약을 잘 먹었을 때 얻을 수 있는 이익이 훨씬 크다는 의미입니다.

앞에서 설명한 것처럼 혈압약에는 심각한 부작용은 거의 없으며, 다른 질병 치료약과 비교해도 부작용이 적은 약입니다.

Q 04
혈압약을 사용해 치료할 때 주의점을 알려주세요

혈압약을 사용한 치료는 통상적으로 한 종류의 혈압약을 소량 복용하는 것부터 시작하여 약의 효과, 부작용 유무 등을 확인하면서 약의 양과 종류, 조합 등을 개인별로 신중하게 조절합니다. 이런 세밀한 조절이 필요하므로 '정해진 통원일에 진료'를 받는 것과 약의 효과 확인에 꼭 필요한 '가정혈압 측정'을 계속하는 것이 중요합니다.

주의할 점은 때로 약이 과도하게 작용해 혈압이 너무 많이 떨어지는 것입니다. 저혈압 증상인 권태감과 현기증이 일어나면 그 원인이 혈압이 아닌지 확인해야 합니다. 가능한 한 그 자리에서 혈압을 재어보고 너무 떨어졌다면(최고혈압이 100mmHg 전후) 통원 예정일이 아니라도 진료를 받는 게 좋습니다.

혈압약뿐 아니라 어떤 약이라도 복약은 간기능에 영향을 미칠 수 있기 때문에 정기적으로 체크해야 합니다. 그러니 의사의 지시에 따라 정기적으로 혈액검사를 해볼 필요가 있습니다.

Q 05 혈압이 높을 때만 약을 먹고 낮을 때는 안 먹어도 되겠지요?

아니요. 절대 자기 판단으로 약 먹는 타이밍이나 양을 바꾸면 안 됩니다. 평균 혈압이 계속적으로 높은 것도, 이른 아침이나 야간 등 특정한 시간의 혈압이 높은 것도 동맥경화나 순환기질환을 일으킬 수 있는 큰 리스크입니다. 이에 더해 평균치와는 관계없이, 혈압의 변동 폭이 크거나 급상승, 급강하하는 '혈압의 변동성' 역시 순환기질환을 일으킬 수 있다고 밝혀졌습니다.

자기 판단으로 혈압약을 먹지 않고 건너뛰면 약을 복용하지 않은 날의 다음날에는 혈압이 크게 오릅니다. 혈압이 오른 것이 걱정이 되어 약을 먹으면 이번에는 크게 떨어집니다. 즉 약을 먹었다가 먹지 않았다가 하는 것 자체가 혈압의 변동을 더 증폭시켜 혈관에 손상을 줍니다. 자기 판단으로 약 복용을 건너뛰는 일은 금물입니다.

Q 06 약 먹는 걸 깜빡 잊었을 때 어떻게 하죠?

하루 한 번 복용하는 혈압약이라면, 안 먹었다는 사실을 그날 중에 깨달으면 그때가 밤이라 해도 깨달았을 때 복용하십시오. 하루에 두 번 아침, 저녁으로 복용하는 혈압약이라면, 아침에 잊고 안 먹은 것을 점심 무렵까지 깨달았을 때는 바로 복용하면 됩니다. 그런데 저녁 약을 먹을 즈음에야 깨달았다면 아침 약은 먹지 말고 저녁 약만 먹도록 합니다.

절대 해서는 안 되는 것은 이틀치를 한 번에 복용한다거나 아침, 저녁 2회분의 약을 한 번에 먹는 것입니다. 한꺼번에 먹으면 혈압이 너무 낮아져서 혈압 변동을 증폭시킬 뿐 아니라 어지럼증 등 저혈압 증상도 나타나게 됩니다.

최근에는 하루 한 번 복용하는 약이 늘었지만, 약을 여러 번 먹어야 하는 경우나 바쁜 시간대에는 잊어버릴 수도 있습니다. 그러니 '혈압을 측정할 때 복용한다'는 규칙을 세워두거나, '스마트폰 알람을 이용한다', '달력에 표시를 한다', '소분 약통을 쓴다', '예비약을 가지고 다닌다' 등 방법을 고안하여 약 복용을 빼먹지 않도록 해야 합니다.

Q 07 혈압약으로 혈압을 얼마나 낮추면 안심인가요?

혈압을 어디까지 낮추면 안심인지는 가장 염려되는 점입니다.

목표혈압은 나이나 합병증 유무에 따라 달라지니 주의가 필요합니다. 기준을 보면, 합병증이 없는 75세 미만 성인의 목표혈압은 진료실혈압으로 130/80mmHg 미만이고, 다른 질병을 일으키지 않는 이상적인 최적 혈압은 120/80mmHg 미만입니다. 이 정도로 내릴 수 있다면 안심이라고 하겠습니다.

75세 이상의 고령자는 일어설 때 어지럽고 현기증이 나고 실신하기도 하는 기립성 저혈압이 있을 수 있고, 식후에 혈압이 과도하게 내려가는 식후저혈당의 빈도가 높으며, 혈압에 의한 신장장애가 있을 수 있어 주의해야 합니다. 그래서 일단은 진료실 혈압으로 140/90mmHg 미만을 목표로 하여 신중하게 경과를 관찰하면서 천천히 혈압을 낮추게 됩니다.

Q 08 혈압약은 복용을 시작하면 평생 끊을 수 없나요?

그렇지 않습니다. 의사의 지시에 따라 약을 잘 복용하고, 자신의 생활 습관을 바로잡으며 조금씩 개선해나간 결과 양호한 값까지 혈압이 떨어지고, 장기간에 걸쳐 안정시킬 수 있다는 판단이 서면 혈압약의 양과 종류를 줄이거나 중지할 수 있습니다. 간혹 약 복용을 완전히 끊는 경우도 있습니다.

하지만 약을 완전히 끊을 수 있는 사람은 20명 중 한 명꼴로 결코 많지는 않은 것이 현실입니다. 특히 심장병, 간질환, 당뇨병 등 합병증이 있거나 중증 고혈압인 사람은 평생 혈압약을 먹어야만 하는 경우가 많습니다.

오랜 기간 서서히 높아진 혈압을 낮추는 것은 간단한 일이 아닙니다. 하지만 '소금 줄이기, 체중 감량하기, 생활 리듬 개선하기'를 자신의 생활에 녹아들도록 만들면서 혈압약 졸업의 기준인 '120/70mmHg 미만' 달성하는 것을 목표로 삼아 치료를 이어간다면 긍정의 신호가 반짝일 것입니다.

Q 09 제네릭 의약품(후발 의약품)을 이용해도 문제는 없나요?

처방전을 받아 약국에 갔을 때 "제네릭으로 드릴까요?"라는 말을 들어본 적이 있나요? '제네릭 의약품'이란 이미 시장에서 오래 사용하고 있는 선발 의약품과 동일한 유효성분을 가진 약을 말합니다. 별도의 연구개발비나 임상시험 비용 등이 들지 않는 만큼 가격이 저렴하여 모든 의료 분야에서 이용됩니다.

혈압약에도 제네릭 의약품이 있습니다. 다만 선발 의약품과 동일해야 하는 것은 유효성분뿐이어서 제조방법이나 유효성분 이외의 첨가물 등에는 규정이 없습니다. 그 때문에 도중에 제네릭 의약품으로 바꾸려면, 매일 가정혈압을 측정하여 혈압이 제대로 떨어지는지 아닌지를 확인하며 복용해야 하고, 그때까지는 없었던 혈압 변동이 발생하는지 여부를 살펴야 합니다. 부작용 없이 혈압이 낮아진다면 문제될 것은 없습니다.

Q 10 혈압약을 계속 복용하면 고혈압이 나을까요?

고혈압 치료에서는 '어떤 약으로 혈압을 낮출까'보다 '혈압을 낮춘다'는 자체에 큰 의의가 있습니다. 의사는 환자 한 사람 한 사람에게 가장 안전하고 적절한 혈압 강하 효과가 나타나도록 고려하여 약을 처방합니다. 그러므로 약의 종류에 관계없이 의사의 지시에 따라 올바로 복용하면서 안정적으로 혈압을 낮추는 것이 가장 중요합니다. 하지만 안타깝게도 혈압약은 고혈압 그 자체를 치료하는 약은 아니라서 고혈압을 억제할 수는 있어도 약을 끊으면 다시 서서히 혈압이 높아집니다.

고혈압 그 자체를 극복하려면 역시 생활 습관을 개선해야만 합니다. 이 책에서 소개한 방법들을 꾸준히 실행하고, 필요에 따라 약의 힘을 빌리면서 바람직한 생활 습관을 완전하게 자신의 것으로 만든다면, 나이를 먹을수록 진행되는 고혈압이라는 병을 이길 수 있습니다.

저자 소개

와타나베 요시히코 · 渡辺尚彦

일본치과대학병원 내과 임상교수.
성마리안나의과대학 의학부를 졸업하고 동 대학원에서 박사과정을 수료했다.
미네소타대학교 시간생물학연구소 객원조교수를 거쳐 도쿄여자의과대학교
히가시의료센터 교수를 역임했다. 1987년 8월부터 연속휴대형혈압계를 장착하고
365일 24시간 혈압을 측정하고 있다.

마키타 시게루 · 牧田　茂

사이타마의과대학교 국제의료센터 심장재활치료과 교수.
니가타대학교 의학부를 졸업했다. 니시진겐코카이호리카와병원,
이진카이다케다병원에서 근무했다. 교토대학교 의학부 연구생으로
심장재활치료 임상연구에 참여했으며, 현재 일본재활치료의학회 재활치료과 전문의이자
일본 심장재활치료학회 이사장을 맡고 있다.

시마다 가즈유키 · 島田和幸

지치의과대학 명예교수. 신오야마시민병원 병원장.
도쿄대학교 의학부를 졸업했다. 도쿄대학병원 제3내과에서 근무했고,
미국 터프츠대학교, 뉴잉글랜드 메디컬센터, 고치의과대학,
지치의과대학에서 강사와 교수, 병원장을 역임했다.

이치하라 아쓰히로 · 市原淳弘

도쿄여자의과대학교 내분비내과학 강좌교수.
게이오기주쿠대학교 의학부를 졸업했다.
미국 툴레인대학교 의학부 생리학교실 리서치펠로우, 툴레인대학교 의학부
생리학교실 강사를 거쳐 게이오기주쿠대학교 의학부 안티에이징
내분비학강좌 준교수를 역임했다.

네고로 히데유키 · 根来秀行

하버드대학교 의학부 객원교수. 소르본대학교 의학부 객원교수.
됴코대학교 대학원의학계연구과 내과학전공 박사과정을 수료했다.
도쿄대학 의학부 제2내과 신장내분비내과, 보건센터 강사 등을 거쳤다.
나라현립의과대학 의학부 객원교수, 교린대학교 의학부 객원교수,
지교코소대학교 이사/교수를 역임했으며, 수면의학, 안티에이징의학, 내과학,
장수유전자 등의 분야에서 국제적으로 활약 중이다.

가리오 가즈오미 · 苅尾七臣

지치의과대학교 의과학강좌 순환기내과학부문 교수,
지치의과대학교 부속병원 순환기센터장. 일본고혈압학회 이사.
지치의과대학교를 졸업했다. 미국 코넬대학교 의학부 순환기센터,
록펠러대학 Guest Investigator, 컬럼비아대학교 의학부 객원교수, 지치의과대학교
내과학 COE 교수 등을 역임했다.

옮긴이 **최려진**

한국외국어대학교 환경학과와 한국방송통신대학교 일본학과를 졸업했다. 행간을 옮기는 찰떡같은 표현을 찾는 일이 행복한 번역가. 옮긴 책으로 『영어는 3단어로』, 『유대인 영어 공부법』, 『꿈이 없다고 말하는 그대에게』, 『하루 10분 엄마 습관』, 『뇌는 왜 내편이 아닐까』, 『복지강국 스웨덴, 경쟁력의 비밀』, 『경제 예측 뇌』 등이 있다.

혈관 나이 되돌리는 1분 운동의 기적

초판 1쇄 2024년 4월 30일
저자 와타나베 요시히코 외
옮긴이 최려진
발행인 유성권
편집장 이재선
기획 유지인
마케팅 김호철, 최성규, 김진형, 정명한, 김모란, 노예련, 한태수, 김지현, 김채환
판형 170mm × 225mm
발행처 범문에듀케이션
서울시 양천구 목동서로 211 범문빌딩 (우) 07995
전화 02) 2654-5131 / **팩스** 02) 2652-1500
웹사이트 www.medicalplus.co.kr
등록 2011년 1월 3일 제 2011-000001호

ISBN 979-11-5943-436-5 (13510)